V. Hach-Wunderle · K.-L. Neuhaus (Hrsg.)

Gerinnungsaktive Therapie beim akuten Koronarsyndrom

Springer

Berlin
Heidelberg
New York
Barcelona
Hongkong
London
Mailand
Paris
Singapur
Tokio

V. Hach-Wunderle · K.-L. Neuhaus (Hrsg.)

Gerinnungsaktive Therapie beim akuten Koronarsyndrom

Mit 19 Abbildungen und 20 Tabellen

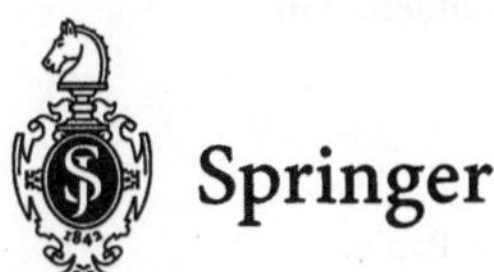

Prof. Dr. med. VIOLA HACH-WUNDERLE
Institut für Gefäßmedizin Frankfurt
Zeil 51
D-60313 Frankfurt/Main

Prof. Dr. med. KARL-LUDWIG NEUHAUS
Klinikum Kassel
Abteilung Innere Medizin
Mönchebergstr. 41–43
D-34125 Kassel

ISBN-13:978-3-540-66379-9

Die Deutsche Bibliothek-CIP-Einheitsaufnahme
Gerinnungsaktive Therapie beim akuten Koronarsyndrom / Hrsg.: Viola Hach-Wunderle ; Karl-Ludwig Neuhaus. - Berlin ; Heidelberg ; New York ; Barcelona ; Hongkong ; London ; Mailand ; Paris ; Singapur ; Tokio : Springer, 2000
ISBN-13:978-3-540-66379-9 e-ISBN-13:978-3-642-59667-4
DOI: 10.1007/978-3-642-59667-4

Umschlaggestaltung: design & production, Heidelberg
Satz: Goldener Schnitt, Sinzheim
SPIN 10733485 22/3130 – 5 4 3 2 1 0 – Gedruckt auf säurefreiem Papier

Vorwort

Der Begriff „akutes Koronarsyndrom" umfaßt den Herzinfarkt und die instabile Angina pectoris. In der überwiegenden Zahl der Fälle liegt ursächlich die Ruptur einer arteriosklerotischen Plaque zugrunde. Auf dem exponierten Gefäßendothel bilden sich Thromben aus, die das Gefäßlumen vollständig oder teilweise verschließen. Die Bedeutung von antithrombotisch wirksamen Substanzen in der Akuttherapie und zur sekundären Prophylaxe wurde in den letzten Jahrzehnten eindrücklich belegt.

Im vorliegenden Buch werden die Wirkungsprofile von neuen Antithrombotika dargestellt. Der aktuelle Stand der Kenntnisse zur Behandlung des akuten Koronarsyndroms mit Thrombolytika, Antikoagulanzien und Thrombozytenfunktionshemmern läßt sich anhand der Studienergebnisse diskutieren. Schließlich wird auf die Bedeutung von ergänzenden Therapiekonzepten zur Reokklusionsprophylaxe eingegangen. In diesem Zusammenhang kommen der Einsatz von lipidsenkenden Medikamenten und Antibiotika für die Behandlung der chronischen Chlamydieninfektion zur Sprache.

Die Beiträge des vorliegenden Kongreßbandes stammen vom „8. Bad Nauheimer Symposium der klinische Hämostaseologie" im März 1999. Als Herausgeber bedanken wir uns bei unseren Autoren für ihre engagierte Mitarbeit. Unser Dank gilt auch der Firma Hoechst-Marion-Roussel, die durch ihre großzügige Beteiligung die Gestaltung des Kongresses und die Herausgabe des Buches ermöglicht hat. Weiterhin danken wir der Akademie für Ärztliche Fortbildung und Weiterbildung der Landesärztekammer Hessen unter der Präsidentschaft von Herrn Prof. Dr. E. Loch. Zuletzt gebührt auch den Mitarbeitern des Springer-Verlags unser Dank für die gewohnt sorgfältige Herstellung des Buches.

Frankfurt am Main/Fulda,
Herbst 1999

VIOLA HACH-WUNDERLE
KARL-LUDWIG NEUHAUS

Inhaltsverzeichnis

Medizinhistorische Einführung: „Claudius Galenus und seine Theorie der Herzfunktion"
V. HACH-WUNDERLE 1

Teil I
Wirkungsprofil von neuen gerinnungsaktiven Medikamenten

Kapitel 1
Heparine und Hirudine beim akuten Koronarsyndrom
H. RIESS 9

Kapitel 2
Glykoprotein-IIb/IIIa-Hemmer und ADP-Antagonisten
H. PATSCHEKE 17

Teil II
Differenzierte Anwendung der gerinnungsaktiven Pharmaka

Kapitel 3
Thrombolytika bei Herzinfarkt und instabiler Angina pectoris
W. RUTSCH 27

Kapitel 4
Stellenwert von Heparin, niedermolekularem Heparin und Hirudin bei akutem Koronarsyndrom
H. J. RUPPRECHT 37

Kapitel 5
GP-IIb/IIIa-Antagonisten beim akutem koronarem Syndrom
C. BODE, M. RAVE, K. PETER 48

Teil III
Ergänzende Therapiekonzepte

Kapitel 6
Antibiotika zur Reokklusionsprophylaxe
C. Stephan, W. Stille 55

Kapitel 7
Lipidsenker und Reokklusionsprophylaxe
F. Heinrich 69

Sachverzeichnis 89

Verzeichnis der Autoren

Bode, C., Prof. Dr.
Universitätsklinikum Freiburg, Medizinische Klinik,
Abt. III – Kardiologie und Angiologie,
Hugstetter Str. 55, 79106 Freiburg

Hach-Wunderle, Viola, Prof. Dr.
Institut für Gefäßmedizin Frankfurt,
Zeil 51, 60313 Frankfurt/Main

Heinrich, F., Prof. Dr.
Falkenweg 8, 76646 Bruchsal

Patscheke, H., Prof. Dr.
Städtisches Klinikum Karlsruhe gGmbH,
Zentrum für Labormedizin, Mikrobiologie und Transfusionsmedizin,
Moltkestraße 90, 76133 Karlsruhe

Peter, K., Dr. med.
Universitätsklinikum Freiburg, Medizinische Klinik,
Abt. III – Kardiologie und Angiologie,
Hugstetter Str. 55, 79106 Freiburg

Rave, M.
Universitätsklinikum Freiburg, Medizinische Klinik,
Abt. III – Kardiologie und Angiologie,
Hugstetter Str. 55, 79106 Freiburg

Riess, H., Prof. Dr.
Universitätsklinikum Charité, Campus Virchow-Klinikum,
Medizinische Klinik für Hämatologie und Onkologie,
Augustenburger Platz 1, 13353 Berlin

Rupprecht, H. J., Prof. Dr.
Klinikum der Johannes Gutenberg-Universität, II. Medizinische Klinik,
Langenbeckstr. 1, 55121 Mainz

Rutsch, W., Prof. Dr.
Universitätsklinikum Charité, Medizinische Klinik und Poliklinik,
Schwerpunkt Kardiologie, Angiologie und Pneumologie,
Schumannstraße 20–21, 10117 Berlin

Stephan, C., Dr. med.
Klinikum der Johann-Wolfgang-Goethe-Universität,
Zentrum für Innere Medizin, Abt. Infektiologie,
Theodor-Stern-Kai 7, 60590 Frankfurt

Stille, W., Prof. Dr.
Klinikum der Johann-Wolfgang-Goethe-Universität,
Zentrum für Innere Medizin, Abt. Infektiologie,
Theodor-Stern-Kai 7, 60590 Frankfurt

Medizinhistorische Einführung

„Claudius Galenus und seine Theorie der Herzfunktion"

V. Hach-Wunderle

Galen gehörte zu den großen Ärzten, die das Weltbild der Medizin nachhaltig geprägt haben. Seine theoretischen Überlegungen zum Bau und zur Funktion des menschlichen Körpers, seine Aussagen zur Diagnostik und Therapie von Krankheiten waren über Jahrhunderte hinweg richtungweisend; sie lassen sich sogar heute noch in manchen Prinzipien der Volksmedizin spüren.

Galen wurde 131 n. Chr. zu Pergamon in Mysien geboren [6, 8]. Sein Vater Nikon war ein berühmter Architekt, Philosoph und Mathematiker. Er unterrichtete den Sohn in den ersten Jahren selbst, bis er ihn in die Schule der Philosophen und Ärzte schickte. Galen ging bei mehreren Schülern des berühmten Anatomen Quintin in die Lehre; er kam nach Smyrna, Korinth und schließlich nach Alexandria. Hier fand sich das Zentrum der Medizin des Altertums. Schon drei Jahrhunderte zuvor begründeten Herophilos von Chalcedon (*330 v. Chr.) und Erasistratos von Keos (um 300 v. Chr.) den Ruhm von Alexandria. Sie nahmen die ersten Sektionen und Vivisektionen am Menschen vor [7]. Nach ihnen wurde das Sezieren von menschlichen Leichnamen dann bis zum Beginn der Neuzeit aus religiösen Gründen verboten. Herophilos gilt heute als Schöpfer der Lehre von den Pulsen.

Galen hat seine anatomischen Studien nur an Affen und Schweinen vorgenommen (Abb. 1). Er sah aber auch einmal das menschliche Herz schlagen, in dem berühmten Fall einer Resektion des Sternums [2]. Ein Knabe war in der Ringerschule auf das Brustbein gefallen und hatte sich dabei zwei Frakturen zugezogen, die zu einer Knochennekrose geführt haben. Nur Galen wagte die Operation; er nahm mit dem Sternum auch Teile des nekrotischen Perikards heraus, so daß das Herz sichtbar im Operationsfeld lag. Der Knabe wurde gesund.

Um das Jahr 157 n. Chr. kehrte Galen von langen Reisen nach Pergamon zurück. Er war 26 Jahre alt und hatte nicht nur die Medizin, sondern auch die Philosophie, die Mathematik und andere Wissenschaften gründlich studiert. Vom Oberpriester der Stadt Pergamon wurde er jedes Jahr aufs Neue bis anno 161 n.Chr. in die ehrenhafte Position des Gladiatorenarztes gewählt (Abb. 2). Bei den schweren Verletzungen der Kämpfer konnte er reiche Erfahrungen sowohl in der Anatomie als auch in der Therapie sammeln [6].

Im Jahre 164 n. Chr. reiste Galen nach Rom, wo er sich bei den Plebejern und den Optimaten bald einen großen Namen machte. Dann brach 168 n. Chr. in Rom die Pest aus, und er kehrte nach Pergamon zurück. Später kam er noch zweimal für längere Aufenthalte nach Rom. Bei einem großen Brand des Friedenstempels wurden die meisten seiner Bücher vernichtet. Auch seine *Apotheca* an der *Via Sacra* brannte ab. Galenus starb im Alter von 70–80 Jahren, also um 201–210 n. Chr. Die Stätte seines Todes ist nicht bekannt.

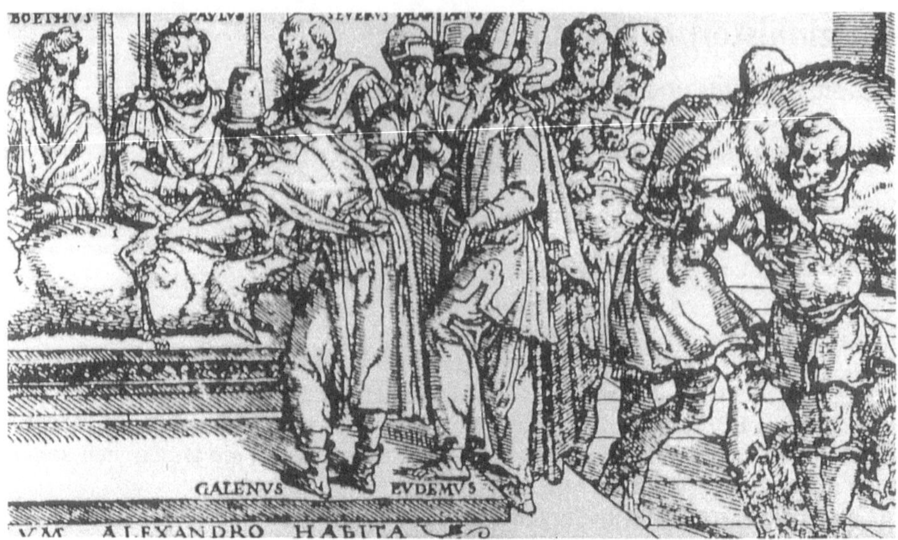

Abb. 1. Galen bei der Sektion eines Schweins im Kreise berühmter Gelehrter. *De usu partium.* Ausgabe 1565

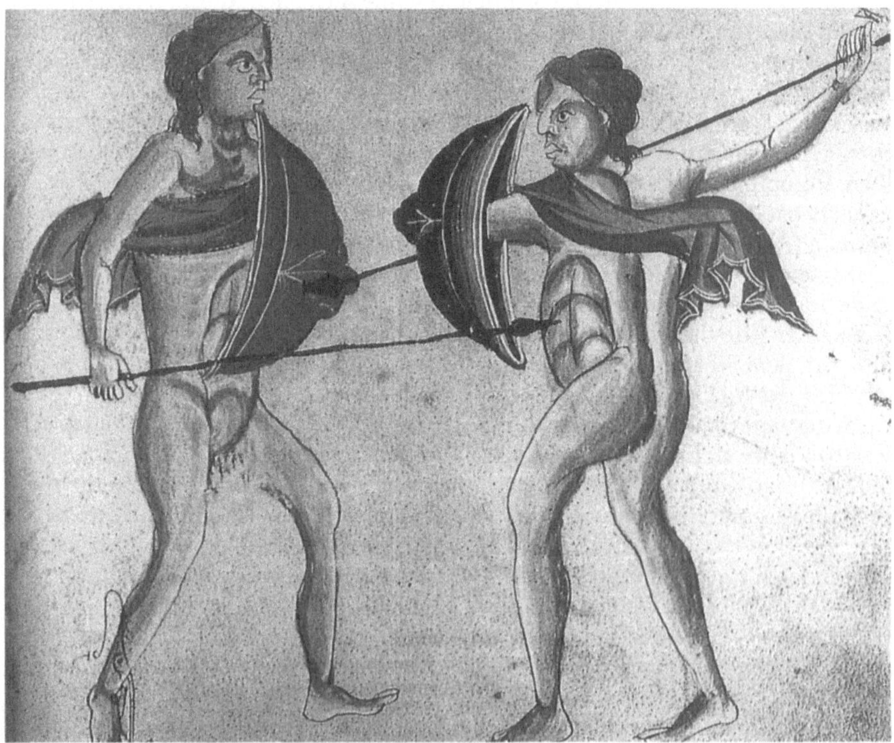

Abb. 2. Nackte Stierkämpfer. *Codex Vindobonensis 93.* (Mit freundlicher Genehmigung der Österreichischen Nationalbibliothek Wien und der Akademischen Druck- und Verlagsanstalt Graz/Austria 1972)

Tabelle 1. Naturphilosophie

Urelemente	Primärqualitäten	Körpersäfte	Temperamente
Empedokles (490–430 v. Chr.)	Aristoteles (384–322 v. Chr.)	Hippokrates (460–370 v. Chr.)	Galenus (131–210 n. Chr.)
Feuer	Wärme	Blut	Sanguiniker
Wasser	Feuchtigkeit	Schleim	Phlegmatiker
Luft (Äther)	Kälte	Gelbe Galle	Choleriker
Erde	Trockenheit	Schwarze Galle	Melancholiker

Galen beherrschte das gesamte Wissen seiner Zeit und ordnete es in einem übergeordneten theoretischen System an. Die Medizinhistoriker rechnen ihn zu den Eklektikern, also zu den Ärzten, die sich aus den verschiedenen Theorien der Vergangenheit die Grundlagen für eine neue Ausrichtung der Medizin ausgesucht haben. Am Beispiel der Säftelehre des Hippokrates wird das augenscheinlich; das naturphilosophische Konzept hat sich von den Urelementen des *Empedokles aus Agrigent* (490–430 v. Chr.) über die Primärqualitäten des *Aristoteles* und *Hippokrates* zu den Galenschen Temperamenten entwickelt (Tabelle 1). Das 2. Jahrhundert n. Chr. war demnach eine Renaissance der hippokratischen Zeit 600 Jahre

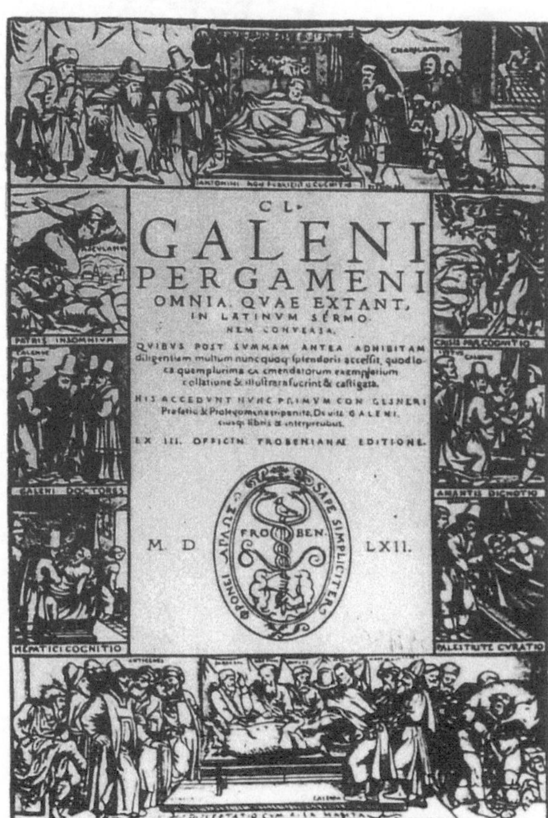

Abb. 3. Titelblatt der lateinischen Ausgabe von Frobeniana über die Galensche Anatomie 1562

zuvor, und der Leipziger Naturhistoriker Karl Sudhoff bezeichnete Galen folgerichtig als einen „dogmatischen Eklektiker“ [6]. Galen war sehr streitsüchtig und ließ keine andere Meinung neben sich gelten.

Der berühmte Arzt und Gelehrte soll über eine unglaubliche Arbeitskraft verfügt haben [3]. Viele Entdeckungen der Anatomie und Physiologie gehen auf ihn zurück. Besonders bei den arabischen Ärzten in Alexandria genoß er eine fast göttliche Verehrung. Die meisten seiner Arbeiten wurden vom Griechischen ins Arabische übersetzt und sind uns auf diesem Umweg erhalten geblieben (Abb. 3). Galen verfaßte über 200 medizinische Werke und darüber hinaus Bücher über Philosophie, Mathematik, Grammatik und Jurisprudenz. Die ersten lateinischen Ausgaben seiner Werke erschienen 1490 in Venedig; dann kam 1538 die griechische Ausgabe *apud Aldum*, die berühmte *Aldina*, heraus.

Seine Physiologie hat Galen in der Schrift *De usu partium* dargelegt. Der Körper ist zum Dienste der Seele geschaffen [6]. Die verschiedenen Organe sind die Werkzeuge, deren sich die Seele zur Ausübung ihrer Funktion bedient. Es werden drei Stadien der Verdauung unterschieden, im Magen, in der Leber und in den Organen. Aus dem Dünndarm wird der Speisebrei über die V. portae der Leber zugeführt und unter dem Einfluß des Naturpneuma in Blut umgewandelt (Abb. 4).

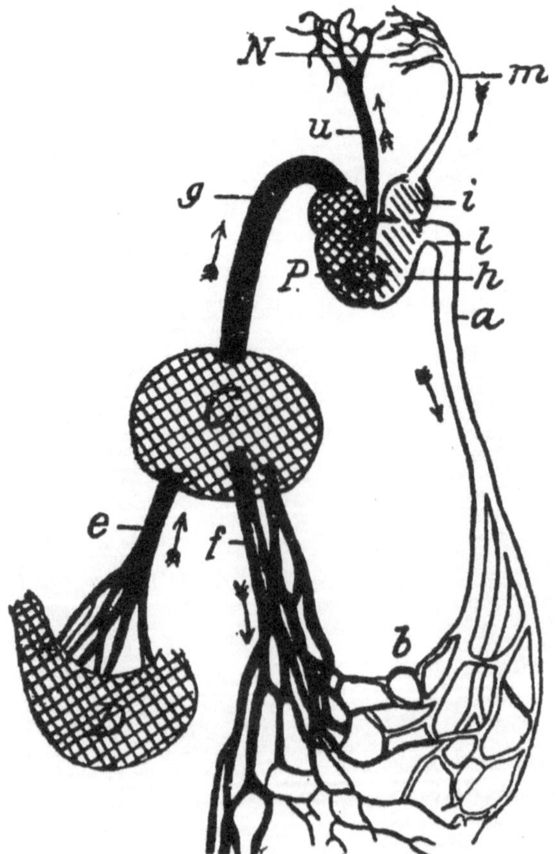

Abb. 4. Die Herzfunktion nach der Galenschen Lehre aufgrund einer Zeichnung von W. Harvey. *C* Leber, *D* Magen, *P* rechtes Herz, *N* Lunge. Erklärung s. Text. (Nach Sudhoff [6])

Dabei zieht die Milz alle erdigen Teile der Nahrungsstoffe an sich und bildet daraus die *Schwarze Galle*. Das Blut fließt zum rechten Herzen. Die unbrauchbaren Stoffe werden als *Fumus* (Rauch) über die Lungenarterien und über die Lunge aus dem Körper entfernt [1]. Das nunmehr gereinigte Blut tritt über unsichtbare Poren im Septum zum linken Ventrikel hinüber. Hier kommt das Lebenspneuma über die Lungenvenen hinzu.

Das rechte Herz bewegt sich, um die eingepflanzte Wärme mit den *Venen* dem Körper zuzuführen; und das linke Herz arbeitet in der Diastole, um das Lebenspneuma anzuziehen und in den Körper zu verteilen. Gegenüber Erasistratos glaubte also Galen, daß in den Arterien nicht Luft, sondern Blut ist, das durch die Beimengung des Pneuma nur dünner erscheint. Ein Teil des Lebenspneumas gelangt mit dem Blut ins Gehirn und wird hier in das Seelenpneuma umgewandelt, das dann in den Nerven wieder zu den einzelnen Organen fließt [4].

Der Puls wird nach Galen durch eine besondere Herzkraft induziert [6]. Danach ließen sich 27 verschieden Pulsqualitäten differenzieren, die weniger für die Diagnostik als für die Prognose der Krankheiten von Bedeutung waren.

Galens Lehren von der Anatomie und Physiologie, von den Krankheiten und der Pharmakologie bieten einen tiefen Einblick in die Vorstellungswelt der Ärzte des Altertums und des Mittelalters. Es dauerte 400 Jahre, bis sich neue naturphilosophische Theorien durchsetzen konnten. Noch heute werden aber die *Galenschen Temperamente* in der allgemeinen Pathologie als Krankheitsdispositionen gelehrt, und die *Galenik* ist als wichtiges Teilgebiet der modernen pharmazeutischen Technologie nicht mehr wegzudenken.

Literatur

1. Furley F, Wilkie (1984) Galen C: On respiration and the arteries. Primaton Univ Press
2. Gurlt E (1898) Geschichte der Chirurgie und ihrer Ausübung. Hirschwald, Berlin (Bd I, S 428–474)
3. Haeser H (1845) Lehrbuch der Geschichte der Medicin und der Volkskrankheiten. Mauke, Jena, S 83–95
4. Leake CD (1962) The historical development of cardiovascular physiology. In: Dow P (ed) Handbook of physiology. Am Physiol Soc, Washington (vol I, pp 11–13
5. Medicina antiqua. Codex Vindobonensis 93 (1972) Akademische Druck- und Verlagsanstalt, Graz (49r)
6. Sudhoff K (1922) Geschichte der Medizin. Karger, Berlin, S 107–123
7. Villey R, Brunet F, Valette G (1980) Geschichte der Medizin, der Pharmazie, der Zahnheilkunde und der Tierheilkunde. Andreas, Salzburg (Bd I, S 361–366
8. Villey R, Brunet F, Valette G (1980) Geschichte der Medizin, der Pharmazie, der Zahnheilkunde und der Tierheilkunde. Andreas, Salzburg (Bd II, S 427–439

Teil I

Wirkungsprofil von neuen gerinnungsaktiven Medikamenten

KAPITEL 1

Heparine und Hirudine beim akuten Koronarsyndrom

H. Riess

Einleitung

Intravasale Thrombusbildung und thromboembolische Komplikationen stellen die entscheidenden pathophysiologischen Korrelate der akuten klinischen Ereignisse im Rahmen atherothrombotischer kardiovaskulärer Erkrankungen dar. In den zurückliegenden Jahrzehnten wurde die Bedeutung der Antithrombotika in der Akutbehandlung und Sekundärprophylaxe atherothrombotischer Erkrankungen vielfach und eindrücklich belegt. Neben der Behandlung der epidemiologischen Risikofaktoren kommt daher der antithrombotischen Therapie mit Fibrinolytika, Thrombozytenfunktionshemmern und Antikoagulanzien eine wesentliche Bedeutung im medikamentösen Behandlungskonzept kardiovaskulärer Erkrankungen zu.

Die Antikoagulanzientherapie ist unter verschiedenen Aspekten im Rahmen akuter Koronarsyndrome indiziert.

Indikationen für Sofortantikoagulanzien beim Myokardinfarkt

- Allgemeine Thromboseprophylaxe (Immobilisation)
- Vorhofflimmern
- intraventrikuläre Thromboseprophylaxe
- instabile Angina pectoris
- Thromboseprophylaxe bei Katheterintervention
- Komedikation bei Thrombolyse
- Reokklusionsprophylaxe
- sekundäre Reinfarktprophylaxe

Die Antikoagulanzientherapie hat dabei sowohl in Kombination mit anderen Antithrombotika als auch eigenständig eine prognoseverbessernde Wirkung, die sich als Reduktion von Studienendpunkten, wie Myokardinfarkt, Zerebralinsult, vaskulärer Tod oder Gesamtmortalität, in klinische Studien eindrücklich zeigen läßt. Zusätzlich zu dem seit langem verfügbaren unfraktionierten Heparin, stehen seit einigen Jahren neue Antikoagulanzien klinisch zur Verfügung, die im weiteren hinsichtlich ihrer pharmakologischen Eigenschaften vergleichend dargestellt werden sollen.

Unfraktionierte Heparine (UFH)

Heparine stellen Mukopolysaccharide dar, die in Form von sog. unfraktionierten Heparinen (UFH) aus biologischem Material (Schweinedarmmukosa) gewonnen

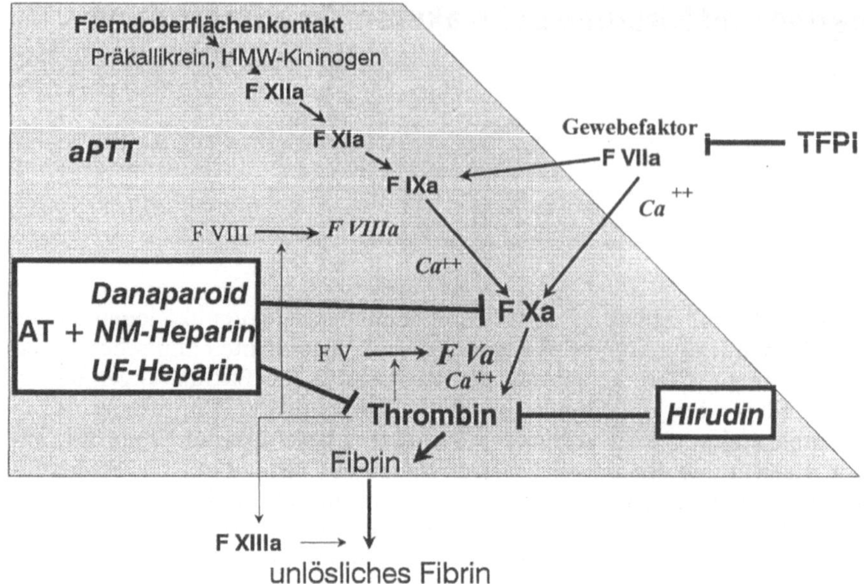

Abb. 1. Orientierendes Schema der plasmatischen Gerinnung mit antikoagulatorischen Substanzgruppen und ihrem bevorzugten Angriffspunkt

werden und eine breite Molekulargewichtsverteilung zwischen 3.000 und 30.000 aufweisen. Ihre antikoagulatorische Wirksamkeit entfalten Heparine nahezu ausschließlich im Zusammenwirken mit Antithrombin (AT; früher Antithrombin III), wobei die Inhibitorwirkung von AT gegen Faktor Xa und Thrombin (vgl. Abb. 1) gleichermaßen wesentlich beschleunigt wird.

Die hemmende Wirkung von unfraktioniertem Heparin auf die plasmatische Gerinnung hängt damit auch innerhalb des physiologischen Bereichs von der Konzentration an AT ab und wird laboranalytisch in der Regel als Verlängerung der aktivierten partiellen Thromboplastinzeit (aPTT) erfaßt. Aufgrund des hohen Sulfatierungsgrades des UFH besitzen die unterschiedlich langen Zuckerketten eine stark negative Ladung, die zur Bindung auch an andere Plasmabestandteile, insbesondere Akutphaseproteine und Plättchenfreisetzungsprodukte wie Plättchenfaktor 4, führt. In diesen Komplexen steht UF-Heparin nicht mehr als Kofaktor des Antithrombins zur Verfügung und verliert dadurch seine antikoagulatorischen Eigenschaften.

Die unterschiedliche Antithrombinkonzentration sowie der unvorhersehbare Anteil des nicht an AT gebundenen Heparins bestimmen beim individuellen Patienten die antikoagulatorische Wirkung und erschweren damit eine initial zielgenaue Antikoagulation mit UFH. Dies macht regelmäßige, anfangs kurzfristige Laborkontrollen - meist mit Hilfe der aPTT - erforderlich. Diese unzureichende Prädiktivität des antikoagulatorischen Effektes einer gewählten Dosierung von UFH wird weiter kompliziert durch die Tatsache, daß die verschiedenen für die Kontrolle der UFH-Therapie verfügbaren aPTT-Reagenzien unterschiedliche Kinetiken der Gerinnungszeitverlängerung mit steigender antikoagulatorisch wirksamer Heparinkonzentration zeigen.

Die seit Jahren auf diesem Gebiet entfalteten Bemühungen einer Standardisierung sind leider nicht abgeschlossen und stellen die häufig gegebene Empfehlung einer Verlängerung der aPTT auf das 1 1/2- bis 3fache als therapeutischen Bereich der UFH-Therapie grundsätzlich in Frage; sie lassen reagenzienabhängige Über- und Unterdosierungen mit dem jeweiligen Blutungs- bzw. Thromboembolierisiko befürchten. Als wirksames Antidot zur Neutralisation von intravasalem Heparin steht Protamin zur Verfügung.

Im längerfristigen Verlauf hängt die dosisabhängige biologische Halbwertszeit von 1–2 h auch von der Leber- und Nierenfunktion ab, so daß bei deutlichen Organfunktionseinschränkungen Dosisanpassungen notwendig werden können und eine zusätzliche Begründung für wiederholt notwendige Laborkontrollen bei Therapie mit UFH darstellen. Dies gilt sowohl für die kontinuierliche intravenöse als auch die subkutane therapeutische Dosierung von unfraktionierten Heparinen.

In den letzten Jahren ist die immunologisch bedingte heparininduzierte Thrombozytopenie Typ II vermehrt in das wissenschaftliche Interesse und zu klinischem Bewußtsein gekommen. Diese sehr seltene Komplikation der Therapie mit UFH ist, insbesondere wegen der im zeitlichen Zusammenhang damit auftretenden thromboembolischen Ereignisse im venösen und arteriellen Gefäßsystem, gefürchtet. Ihre Häufigkeit wird abhängig von der Grundkrankheit für die Thrombozytopenie mit 0,5–5 % für thromboembolische Komplikationen mit etwa 0,01–1 % angegeben.

Wesentliche pathophysiologische Bedeutung bei der Entwicklung der heparininduzierten Thrombozytopenie Typ II hat die Komplexbildung aus Plättchenfaktor 4 (oder anderen Plasmabestandteilen) mit Heparin. Der entstehende Komplex kann dabei als Antigen wirken und eine spezifische Antikörperbildung auslösen.

Niedermolekulare Heparine (NMH)

Niedermolekulare Heparine (NMH) werden durch Fraktionierung mit oder ohne vorgeschaltete Depolymerisationsverfahren aus UFH hergestellt. Die kürzerkettigen Polysaccharide haben ein mittleres Molekulargewicht von 3.000–6.000 und zeigen präparatabhängig im Komplex mit Antithrombin eine, verglichen mit UFH, 2- bis 8fach stärkere Wirkung gegen Faktor Xa bei weitgehend unveränderter Antithrombinwirkung. Dies bedingt eine unzureichende bis fehlende Verlängerung der aPTT auch bei therapeutischer Antikoagulation mit NMH. Mit Hilfe von chromogenen Substratmethoden oder funktionellen Gerinnungstesten wie dem Hep-Test läßt sich die Anti-F-Xa-Aktivität im Plasma der NMH zuverlässig quantifizieren. Pharmakologisch unterschieden sich NMH auch durch eine vermehrte endotheliale Freisetzung des „tissue factor pathway inhibitors", einen niedrigeren Sulfatierungsgrad und eine verminderte Komplexbildung mit anderen Plasmabestandteilen neben Antithrombin.

Die biologische Halbwertszeit ist im Vergleich zu UFH etwa verdoppelt (2–4 h) und erlaubt bei täglich 1- bis 2maliger s.c.-Applikation eine zuverlässige prophylaktische oder therapeutische Antikoagulation. Tatsächlich liegen sehr umfangreiche Erfahrungen zur s.c.-Applikation von NMH – in deutlich geringerem Umfang zur i.v.-Applikation – vor. In einer Vielzahl von Studien, insbesondere bei

Patienten mit tiefen Venenthrombosen und Lungenembolien, zeigen NMH bei körpergewichtsbezogener 1- oder 2maliger s.c.-Applikation täglich eine, verglichen zu aPTT-kontrollierter Therapie mit i.v.-UFH, überlegene Wirksamkeit im Sinne einer Verminderung thromboembolischer Komplikationen bei gleichzeitig vermindertem Blutungsrisiko.

Diese, verglichen mit UFH, zuverlässigere Prädiktivität der Antikoagulation mit NMH und ihre größere therapeutische Breite kommen auch in dem Verzicht auf Laborkontrollen der Antikoagulation bei Patienten ohne schwerere Leber- oder Nierenfunktionseinschränkungen zum Ausdruck. Als Antidot ist Protamin nur teilweise wirksam und kann ggf. etwa die Hälfte der intravasalen Antikoagulationswirkung von NMH neutralisieren. Darüber hinaus ist bei prolongierter Anwendung das verminderte Osteoporoserisiko unter NMH bedeutsam, das insbesondere bei der Antikoagulanzientherapie in der Schwangerschaft relevante klinische Bedeutung besitzt.

Möglicherweise aufgrund des geringeren Sulfatierungsgrades und der verminderten Komplexbildung mit Plasmabestandteilen wie Plättchenfaktor 4, möglicherweise aber auch aufgrund der kürzeren Polysacharidkettenlängen, werden sich bildende Plättchenfaktor 4 - NMH-Komplexe, offensichtlich seltener als Antigen wirksam. Auch wenn noch zweifelsfrei überzeugende Zahlen weitgehend fehlen, ist im Vergleich zu UFH von einem deutlich geringeren Risiko zur Auslösung einer heparininduzierten Thrombozytopenie Typ II durch NMH auszugehen. Bei Patienten mit HIT Typ II zeigt sich laboranalytisch allerdings in der Regel eine Kreuzreaktion der vorhandenen Antikörper mit niedermolekularem Heparin, so daß letzteres als „alternatives Antikoagulans" bei HIT Typ II nicht empfohlen werden kann. Tatsächlich wurden auch Fälle von HIT Typ II bei ausschließlicher Therapie mit niedermolekularen Heparinen berichtet.

Danaparoid

Danaparoidnatrium wird ebenfalls aus Schweinedarmmukose gewonnen. Die in diesem Präparat vorliegenden Glykosaminglykane sind heparinfrei und bestehen überwiegend aus Heparansulfat, Dermatansulfat und Chondroitinsulfat. Danaparoid entfaltet seine antikoagulatorische Wirkung im Zusammenwirken mit Antithrombin nahezu ausschließlich gegen Faktor Xa und hat, verglichen mit unfraktioniertem Heparin bei identischer Antithrombin-, eine etwa 20fach stärkere Anti-F-Xa-Wirkung.

Noch weniger als bei NMH läßt sich die antikoagulatorische Wirkung von Danaparoid durch die aPTT erfassen. Auch hier läßt sich die antikoagulatorische Wirkung durch chromogene oder funktionelle Anti-F-Xa-Aktivität-Bestimmung zuverlässig monitoren. Die biologische Halbwertszeit von Danaparoid liegt bei ca. 24 h und wird bei schweren Leber- oder Nierenfunktionsstörungen weiter verlängert. Ähnlich wie für niedermolekulare Heparine führen die der jeweiligen klinischen Situation angepaßten Dosierungsempfehlungen zur zuverlässigen Akutantikoagulation, wobei insbesondere in der Prophylaxe und Therapie tiefer Venenthrombosen und Lungenembolien umfangreiche Erfahrungen vorliegen. Ein wirksames Antidot ist nicht verfügbar, doch kann durch Plasmapherese eine Elimination von Danaparoid aus der Zirkulation erfolgen.

Unter Danaparoid wurden keine therapiebedingten Thrombozytopenien beschrieben. Bei Patienten mit heparininduzierter Thrombozytopenie Typ II finden sich in vitro allerdings in weniger als 10% der untersuchten Proben Kreuzreaktionen gegen Danaparoid, deren klinische Bedeutung gegenwärtig offen ist. Danaparoid stellt ein wirksames „alternatives Antikoagulans" bei HIT Typ II zur Prophylaxe und Therapie thromboembolischer Erkrankungen dar. Bei wenigen der HIT-Typ-II-Patienten treten allerdings auch Thrombozytopenien unter/nach Danaparoid auf.

Hirudine

Im Gegensatz zu den bisher besprochenen Sofortanti*koagulanzien*, gehören Hirudine zur Gruppe der Polypeptide. Sie wurden aus dem Speichel des Blutegels isoliert und werden gegenwärtig in zwei Formen gentechnologisch hergestellt. Hirudin entfaltet seine antikoagulatorische Wirkung als direkter, antithrombinunabhängiger Inhibitor von Thrombin. Weitere Wirkungen des Hirudins sind gegenwärtig nicht bekannt. Im entstehenden stabilen Thrombin-Hirudin-Komplex wird Thrombin im retikuloendothelialen System abgebaut. Hirudin wird weitestgehend unverändert renal eliminiert, die biologische Halbwertszeit liegt bei etwa 2 h.

Bei eingeschränkter Nierenfunktion, nicht aber bei eingeschränkter Leberfunktion, ist eine sorgfältige Überwachung und Dosisanpassung erforderlich. Hirudin wird als Fremdeiweiß erkannt und kann zur Antikörperbildung führen, die entstehenden Antikörper neutralisieren jedoch in der Regel die antikoagulatorische Wirkung von Hirudin nicht.

Letztere beeinflußt alle auf der thrombinvermittelten Fibrinbildung beruhenden Gerinnungsteste. Die aPTT ist reagenzabhängig zum Monitoring der Antikoagulation mit Hirudin geeignet. Insbesondere bei voller therapeutischer Antikoagulation kann es aber zu unzureichenden aPTT-Verlängerungen, trotz hoher Hirudinkonzentrationen im Plasma mit Blutungsrisiko, kommen. Die spezifische – allerdings nicht überall verfügbare – „Ecarin clotting time" erlaubt eine zuverlässige Erfassung der Hirudinkonzentration über einen weiten Dosisbereich. Es liegen umfangreiche Erfahrungen mit prophylaktischer und therapeutischer Dosierung von Hirudin vor. Ein wirksames Antidot bei Blutungskomplikationen ist nicht bekannt. Durch Dialyse mit geeigneten großporigen Membranen kann Hirudin eliminiert werden. Dies ist insbesondere bei – z. T. exzessiv – verlängerter Halbwertszeit bei fortgeschrittener Niereninsuffizienz hilfreich.

Hirudininduzierte Thrombozytopenien sind nicht bekannt. Bei heparininduzierter Thrombopenie Typ II werden laboranalytisch keine Kreuzreaktionen des Antikörpers mit Hirudin beschrieben. Hirudin bietet sich damit als „alternatives Antikoagulanz" bei heparininduzierter Thrombozytopenie Typ II, an.

Ausblick

Die in den vergangenen Jahren klinisch verfügbar gewordenen neuen Antikoagulanzien zeigen gegenüber unfraktioniertem Heparin deutliche pharmakologische

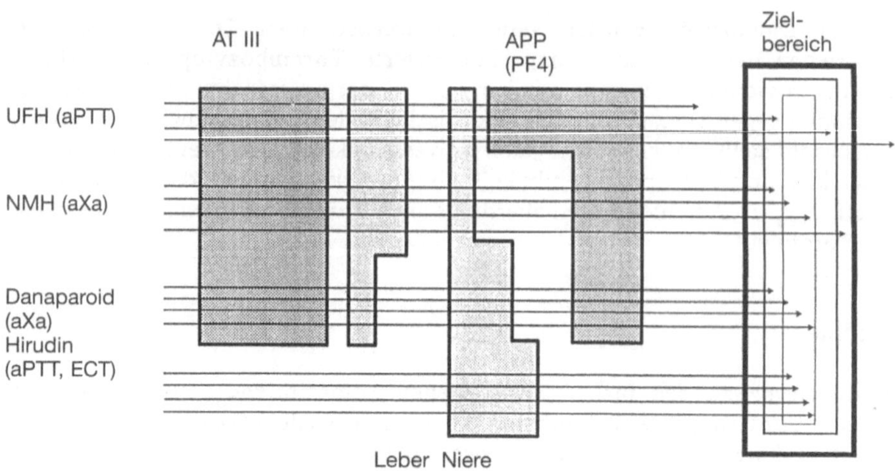

Abb. 2. Orientierendes Schema zur Abhängigkeit der Antikoagulationswirkung der verschiedenen Antikoagulanzien von AT-III-Konzentration, Organfunktion (Niere, Leber) und Akutphaseproteinen (APP) wie z. B. Plättchenfaktor 4

Vorteile, welche die klinisch häufig geforderte unmittelbare, zielgenaue, therapeutische Antikoagulation möglich machen (Abb. 2). In einzelnen Indikationen zeigen klinische Studien, daß diese „theoretischen" Vorteile sich zum Nutzen der Patienten in die Klinik überführen lassen. Weitere Antikoagulanzien sind in der klinischen Entwicklung, die z. B. spezifisch und antithrombinunabhängig Faktor Xa oder den „tissue factor" inhibieren. Dabei ist im Rahmen kardiovaskulärer Erkrankungen insbesondere die therapeutische Sicherheit dieser Substanz von Bedeutung, die häufig zusammen mit anderen Antithrombotika in der Akutbehandlung und Prophylaxe atherothrombotischer Prozesse eingesetzt werden.

Zusammenfassung

Von den verschiedenen Antithrombotika haben auch die Sofortantikoagulanzien (Tabelle 1) im Rahmen kardiovaskulärer Erkrankungen ihre Wirksamkeit im Sinne einer Reduktion von Studienendpunkten, wie Myokardinfarkt, Zerebralinsult, vaskulärer Tod oder Mortalität bewiesen. Dabei hat die unmittelbare, zielgenaue therapeutische Antikoagulation nach Applikation wegen des Zeitfaktors bei der Myokardinfarktentwicklung entscheidende Bedeutung. Zusätzlich zum unfraktionierten Heparin wurden in den zurückliegenden Jahren niedermolekulare Heparine, Danaparoid und Hirudine als parenteral applizierbare Akutantikoagulanzien verfügbar.

Im Vergleich zu unfraktioniertem Heparin unterscheiden sich diese Substanzen vom unfraktionierten Heparin pharmakologisch und führen über unterschiedliche Mechanismen zur zuverlässigen Antikoagulation mit vorhersehbarer Dosis-Wirkungs-Beziehung. Ihre unterschiedlichen biologischen *Halbwertszeiten*

Tabelle 1. Relevante Charakteristika der Sofortantikoagulanzien

Parameter	UFH	NMH	Danaparoid	Hirudin
Substanzgruppe	Heparin aus Schweinedarm-mukosa	Fraktioniert aus UFH	Heparansulfat (84%), Dermatansulfat (12%), Chondroitinsulfat (4%) aus Schweinedarm-mukosa	Rekombinantes humanes Polipeptid
Mittleres Molekulargewicht	ca. 10.000	ca. 4.500	ca. 6000	ca. 7000
Antithrombin-III-Abhängigkeit	Ja	Ja	Ja	Nein
Applikation	s.c./i.v.	s.c./i.v.	s.c./i.v.	s.c./i.v.
Halbwertszeit (ca.)	1–2 h	2–4 h	24 h	2 h
Anti FIIa-/ Anti-FXa-Aktivität	1:1	1:2–4–(8)	1:20	Nur Anti-FIIa-Aktivität
Dosis-Antikoagulations-Beziehung	Mäßig	Gut	Gut	Gut
Elimination	Hepatisch/renal	Hepatisch/renal	Überwiegend renal	Renal
Antidot	Protaminsulfat	(Protaminsulfat)	(Plasmapherese)	(Dialyse)
Orientierende Prophylaxedosis	2- bis 3mal 5.000 E täglich s.c.	1mal täglich 2.000–5.000 E Anti-X s.c.	2mal täglich 750 E s.c.	2mal täglich 15 mg s.c.
Orientierende Therapiedosierung	5.000 E Bolus, 1.300 E/h	200 Anti XaE/kgKG in 1 oder 2 Dosen tgl. s.c.	2.000 E Bolus, 400 E/h	25 mg Bolus, 8–10 mg/h
Laborkontrolle	PTT	Anti-Xa-Aktivität	Anti-Xa-Aktivität	ECT (PTT)
Antigenität	„Gering“	„Sehr gering“	„Sehr gering“	„Gering“
Primäre HIT Typ II	Selten	Sehr selten	Nicht beschrieben	Nein
Kreuzreaktion bei HIT Typ II	ca. 100%	>85%	<10%	Fehlt

und Metabolisierungswege erlauben es, die individuell unterschiedlichen Bedürfnisse einer therapeutischen und prophylaktischen Antikoagulation zu erfüllen. Die aufgrund dieser Parameter vermutete therapeutische Überlegenheit der „neueren“ Antikoagulanzien scheint sich in den klinischen Studien zu bestätigen, so daß auch in der Kardiologie in zunehmendem Umfang ein Ersatz des unfraktionierten Heparins durch niedermolekulare Heparine, Danaparoid oder Hirudine zu erwarten ist.

Literatur

Beim Verfasser.

KAPITEL 2

Glykoprotein-IIb/IIIa-Hemmer und ADP-Antagonisten

H. Patscheke

Zelluläre Hämostase und plasmatische Gerinnung sind funktionell eng miteinander verbunden (Abb. 1). So exponieren aktivierte Plättchen an ihrer Oberfläche prokoagulatorische Aktivität, die die Thrombin- und anschließende Fibrinbildung verstärkt. Thrombin ist nicht nur das Schlüsselenzym der plasmatischen Gerinnung, sondern auch ein äußerst potenter Plättchenstimulator, wobei zur Plättchenstimulation weniger als 1/10 der Thrombinkonzentration genügt, die zur Gerinnung führt. Das bedeutet zum einen, daß immer dann, wenn es zur Gerinnung kommt, auch Plättchen aktiviert werden. Andererseits kann in Gegenwart eines Thrombinhemmstoffes, wie z. B. Hirudin, auch bei einer starken Gerinnungshemmung noch genügend Thrombin entstehen, um Plättchen zu aktivieren und die zelluläre Hämostase sicherzustellen.

Darüber hinaus sind Plättchen, anders als die Gerinnung, nicht auf Thrombin angewiesen, um einen hämostatischen Plättchenthrombus zu bilden. Neben Thrombin werden die Plättchen durch Kollagen und eine Reihe niedermolekularer Agonisten aktiviert. ADP, Thromboxan A_2 und Serotonin werden insbesondere von aktivierten Plättchen selbst gebildet, plättchenaktivierender Faktor (PAF) insbesondere von Granulozyten.

Kollagen ist einer der wichtigsten Auslöser sowohl bei der physiologischen Hämostase als auch bei der Initiierung arterieller Thrombosen. Bei einer Verletzung des Endothels bzw. dem Aufbrechen einer atheromatösen Plaque wird Kollagen gegenüber dem Blut exponiert. Bei den hohen Scherkräften im arteriellen System ist dann der v.-Willebrand-Faktor notwendig, um die Plättchenadhäsion am subendothelialen Kollagen zu vermitteln. Mehrere Plättchenrezeptoren wie Glykoprotein Ib/IX/V sowie α_2/β_1-Integrin (GPIa/IIa) und GPVI sind dann für die

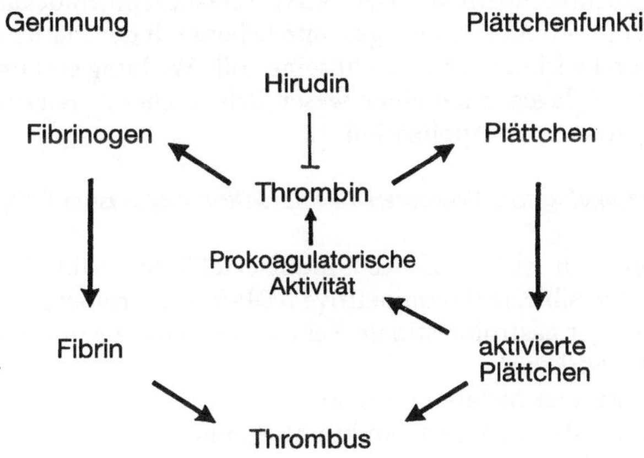

Abb. 1. Interaktion von Plättchenfunktion und Gerinnung bei der Thrombusbildung: Generierung und Wirkung von Thrombin

Generierung eines Aktivierungssignals in den adhärierenden Plättchen verantwortlich [9].

Vermittelt durch intrazelluläre Signalkaskaden kommt es zu den Phänomenen der Plättchenaktivierung, wie Formwandel, Exposition prokoagulatorischer Aktivität, Sekretion und Aktivierung des GPIIb/IIIa-Komplexes. Dadurch wird der GPIIb/IIIa-Komplex hochaffin für Fibrinogen (Fibrinogenrezeptor), und durch die Bindung von plasmatischem Fibrinogen an seinen Rezeptor auf benachbarten Plättchen kommt es zur Aggregation. GPIIb/IIIa-Antagonisten hemmen die Bindung von Fibrinogen (u. a. Adhäsionsmolekülen, wie v.-Willebrand-Faktor, Fibronektin, Vitronektin) an den aktiven GPIIb/IIIa-Komplex und damit die Aggregation.

Bei der Plättchenaktivierung wird außerdem Thromboxan A_2 synthetisiert und ADP aus den „dense granules" sezerniert, die als Plättchenagonisten zu einer Feedbackverstärkung der Aktivierung und Aggregation führen, insbesondere dadurch, daß sie weitere Plättchen in den Prozeß einbeziehen. Acetylsalicylsäure (ASS) hemmt die Thromboxan-A_2-Biosynthese und unterbricht diesen Verstärkungsprozeß. ADP-Antagonisten, wie die Thienopyridine Ticlopidin und Clopidogrel, hemmen die Wirkung von ADP auf die Plättchen und haben einen ähnlichen Effekt [3].

Sowohl ASS als auch Ticlopidin und Clopidogrel sind damit Hemmer der Feedbackverstärkung der Plättchenaktivität. Sie begrenzen die Plättchenaktivierung, unterbinden sie jedoch nicht. Bei Patienten mit atherosklerotischer Gefäßerkrankung senkt Acetylsalicylsäure das Risiko eines ischämischen Ereignisses um etwa 20 %, die Thienopyridine Ticlopidin und Clopidogrel kaum mehr [8, 12].

GPIIb/IIIa-Antagonisten wirken dagegen auf die Aggregation direkt, ohne die vorangehende Aktivierung der Plättchen und die übrigen Phänomene der Plättchenaktivierung, wie Adhäsion, Formwandel, Sekretion und Exposition prokoagulatorischer Aktivität, direkt zu beeinträchtigen. Da die Plättchenaggregation selbst zu einem zusätzlichen Aktivierungssignal in den aggregierenden Plättchen führt, hemmen GPIIb/IIIa-Antagonisten allerdings indirekt auch eine sekundäre Aktivierung. Daraus kann eine (indirekte) Hemmung des prokoagulatorischen Beitrags von Plättchen zur Gerinnungskaskade folgen.

Die wichtigsten pharmakologischen Eigenschaften von Ticlopidin und Clopidogrel sind in den folgenden Übersichten dargestellt. Beide ADP-Antagonisten wirken selektiv auf die ADP-induzierte Plättchenantwort; dennoch ist ihr molekularer Angriffspunkt bislang unbekannt [2]. Beide führen zu einer irreversiblen und nichtkompetitiven (wie ASS) ADP-Rezeptorblockade, so daß ihre Wirkung (wie die von ASS) für die gesamte Lebenszeit der Plättchen anhält. Ticlopidin, das nur oral wirksam ist, erreicht seine volle Wirkung erst nach mehreren Tagen, Clopidogrel dagegen hat einen wesentlich rascheren Wirkungseintritt, insbesondere bei parenteraler Applikation.

Pharmakologische Charakteristika der ADP-Antagonisten Ticlopidin und Clopidogrel

- hemmen selektiv die ADP-induziertePlättchenaktivierung und -aggregation
- irreversible, nichtkompetitive ADP-Rezeptorblockade
- weniger gastrointestinale Nebenwirkungen als unter Aspirin
- oral wirksam
- wirksamer Metabolit unklar
- molekularer Angriffspunkt unbekannt

Vergleich von Ticlopidin (Tiklyd) und Clopidogrel (Plavix)

- Ticlopidin
  - nur oral wirksam
  - langsamer Wirkungseintritt
  - gelegentlich Neutropenien, daher Blutbildkontrollen erforderlich
- Clopidogrel
  - oral und parenteral wirksam
  - rascher Wirkungseintritt
  - keine Neutropenien

Das Nebenwirkungsprofil von Clopidogrel [15] ist deutlich günstiger als das von Ticlopidin, insbesondere im Hinblick auf Knochenmarkschädigungen mit Neutropenien und Thrombozytopenien durch Ticlopidin, so daß Clopidogrel zunehmend Ticlopidin als ADP-Antagonist in der Behandlung und Prophylaxe arterieller Thromboembolien verdrängt.

Abbildung 2 zeigt die durch Fibrinogen vermittelte Interaktion zwischen jeweils 2 Fibrinogenrezeptoren (GPIIb/IIIa-Komplexen) zweier benachbarter Plättchen in schematischer Form. Fibrinogen bindet mit dem Carboxylterminus seiner γ-Kette (Dodekapeptid), am GP IIb und mit einem RGD-Motiv auf der A_α-Kette am GP IIIa. Da Fibrinogen ein paariges Molekül ist, vermag es nicht nur 2 GPIIb/IIIa-Komplexe zu überbrücken, sondern 4. Dadurch entsteht ein

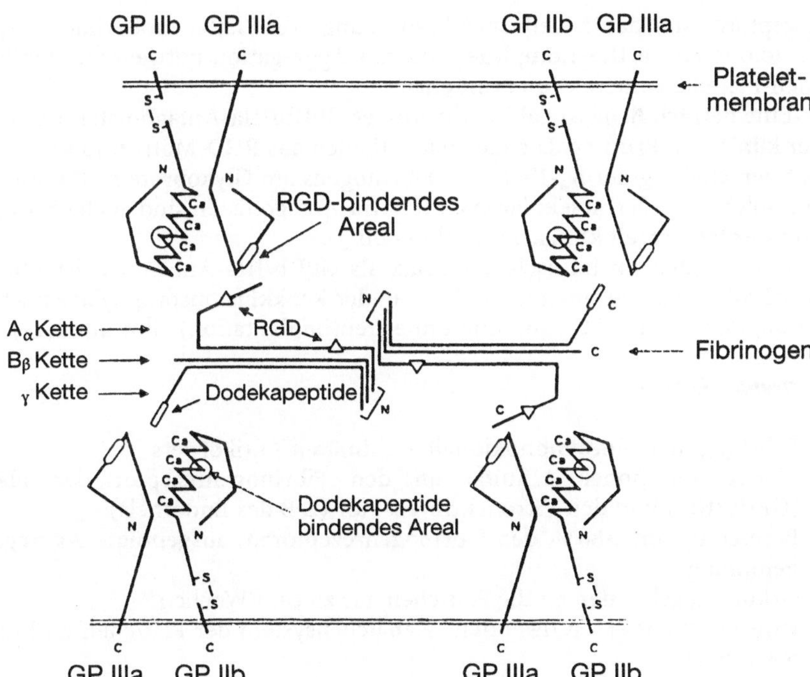

Abb. 2. Fibrinogen als Brückenmolekül zwischen 2 aggregierenden Plättchen. (Mod. nach [1])

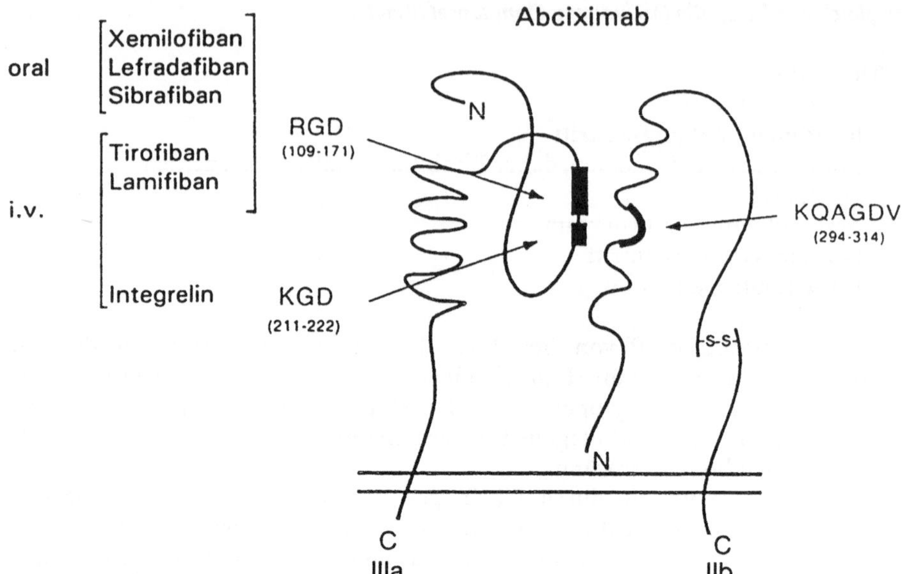

Abb. 3. Klinisch eingesetzte GPIIb/IIIa-Antagonisten: i.v. und p.o. wirksame RGD-Mimetika sowie Abciximab

Rezeptorcluster, das in vielfacher Ausprägung – die Plättchenoberfläche exponiert ca. 40.000 GPIIb/IIIa-Komplexe – die zur Aggregation notwendige stabile Plättchen-Plättchen-Interaktion ermöglicht.

Eine beträchtliche Anzahl kompetitiver GPIIb/IIIa-Antagonisten ist bereits in der klinischen Prüfung. Die meisten enthalten das RGD-Motiv und konkurrieren mit der Bindung der A_α-Kette des Fibrinogens am Glykoprotein IIIa. Eine Reihe von solchen niedermolekularen GPIIb/IIIa-Antagonisten sind auch oral wirksam und werden derzeit klinisch erprobt (Abb. 3).

Am längsten im klinischen Einsatz als GPIIb/IIIa-Antagonist ist Abciximab (ReoPro), das heute einen festen Platz in der Reokklusionsprophylaxe nach Koronarangioplastien (PTCA mit und ohne Stentimplantation) einnimmt [14].

Abciximab (ReoPro)

- Fab-Fragment eines monoklonalen, chimären Antikörpers
- bindet mit hoher Affinität an den Fibrinogenrezeptor der Plättchen (GPIIb/IIIa) und den Vitronektinrezeptor (z. B des Endothels)
- Besetzung von >80 % der Fibrinogenrezeptoren, ausgeprägte Aggregationshemmung
- zirkuliert, gebunden an die Plättchen, bis zu ca. 2 Wochen
- wird internalisiert in das offene Kanälchensystem der Plättchen und in deren α-Granula
- aktiviert den Fibrinogenrezeptor und kann selbst eine Aggregation auslösen

Abciximab ist ein Fab-Fragment eines Maus/Mensch-chimären monoklonalen Antikörpers, in dem nur die variable Region noch von der Maus stammt. Abciximab blockiert die Fibrinogenbindung an GPIIb/IIIa, ist allerdings nicht nur für GPIIb/IIIa spezifisch, sondern bindet auch an den Vitronektinrezeptor (αv/β3-Integrin) [13], der auf Endothelzellen, glatten Muskelzellen u. a. vorkommt.

RGD-Mimetika und Abciximab stehen in einer dynamischen Wechselwirkung mit dem GPIIb/IIIa-Komplex [6]. Sie führen zu einer Konformationsänderung des GPIIb/IIIa-Komplexes, aus der sich zahlreiche, z. T. noch offene Fragen ergeben. Die Konformationsänderung des Rezeptors führt zu einem Outside-in-Signalling. Abciximab induziert dadurch unter geeigneten Bedingungen sogar selbst eine Fibrinogenbindung und Aggregation [10]. Der durch GPIIb/IIIa-Antagonisten aktivierte Rezeptor kann immunogen wirken, ein Vorgang, der zu Thrombozytopenien führen kann [4], wie sie bei der Anwendung einer Reihe von GPIIb/IIIa-Antagonisten in wenigen Prozent der Behandlungsfälle beobachtet werden.

Pharmakologische Aspekte von GPIIb/IIA-Antagonisten

- Konformationsänderung des Rezeptors und „outside-in signalling“
- Immunogenität des „aktivierten“ Rezeptors
- Was ist besser: Affinität für den „ruhenden“ oder den „aktivierten“ Rezeptor?
- Ist hohe Spezifität für GPIIb/IIIa von therapeutischem Vor- oder Nachteil?
- Welche Eigenschaft erzeugt eine Thrombozytopenie?
- Wie erreicht man eine Hemmung des internen GPIIb/IIIa-Pools im OCS und den Granula?
- Wodurch wird das Blutungsrisiko bestimmt?
- Wann ist ein funktionelles „drug monitoring“ erforderlich?

Eine ganze Reihe weiterer Fragen und Variablen kommt hinzu, die im Hinblick auf die Entwicklung von GPIIb/IIIa-Antagonisten optimierungsbedürftig, aber auch optimierungsfähig sind. Dies ist v. a. von Bedeutung, wenn „maßgeschneiderte Wirkstoffe“ sowohl für die parenterale Akutbehandlung als auch für die orale Sekundärprävention arterieller Thromboembolien entwickelt werden. So sind die pharmakologischen Eigenschaften von Abciximab kaum übertragbar auf andere, niedermolekulare GPIIb/IIIa-Antagonisten.

Obwohl Abciximab wie andere GPIIb/IIIa-Antagonisten in die Endstrecke des Aggregationsmechanismus eingreift und damit einen essentiellen Schritt der Plättchenthrombusbildung hemmt, schaltet es die Aggregation nicht völlig aus. Nach therapeutischer Applikation bei elektiver Koronarstentimplantation (Abciximabbolus 25 µg/kgKG und Infusion über 12 h von 10 µg/min) wird die ADP-induzierte Aggregation praktisch ausgeschaltet, nicht jedoch die durch TRAP (den Thrombinrezeptor aktivierendes Peptid), d. h. einen starken Agonisten, der wie Thrombin eine Plättchensekretion induziert. TRAP (oder Thrombin) vermag genügend funktionell kompetente GPIIb/IIIa-Komplexe an die Oberfläche der Plättchen zu translozieren, wo sie Fibrinogen binden und zur Aggregation führen können. Thrombin bzw. TRAP mobilisieren dabei GPIIb/IIIa-Komplexe, die im offenen Kanälchensystem (OCS) und in den α-Granula der Plättchen vorkommen.

Insbesondere mit den modernen GPIIb/IIIa-Antagonisten stehen Pharmaka zur Verfügung, die es erlauben, die zelluläre Hämostase ähnlich nachhaltig zu hemmen, wie dies für die plasmatische Gerinnung schon lange mit oralen und parenteralen Gerinnungshemmern möglich ist. Da die zelluläre Hämostase für die physiologische Hämostase nicht weniger wichtig ist als die plasmatische Gerinnung, stellt sich daher heute die Frage, ob und wie eine Thrombozytenaggregationshemmung durch GPIIb/IIIa-Antagonisten kontrolliert werden kann.

Herkömmliche Aggregationsmethoden sind dafür im Grundsatz geeignet [7], jedoch bisher kaum brauchbar für die klinische Routine. Das gleiche gilt für durchflußzytometrische Verfahren. Eines der Hauptprobleme liegt in der präanalytischen Handhabung von funktionell kompetenten Plättchenproben in der klinischen Routine. Das mit Citratvollblut arbeitende System PFA-100 (DADF-BEHRING) hat seine Eignung zur Erkennung von Plättchenfunktionsstörungen, insbesondere auch des v.-Willebrand-Syndroms in der klinischen Praxis erwiesen. Es reagiert empfindlich auf eine GPIIb/IIIa-Blockade und erscheint daher prinzipiell auch geeignet für ein funktionelles Monitoring von GPIIb/IIIa-Antagonisten. Allerdings bedürfte es einer wesentlichen Modifikation des Systems, um Verschlußzeiten messen zu können, die die GPIIb/IIIa-Rezeptorblockade widerspiegeln könnten.

Die Notwendigkeit der Therapiekontrolle ist dagegen bei der Anwendung von ASS, aber auch von Ticlopidin und Clopidogrel, nicht erforderlich, da diese Hemmstoffe nur einen Teilaspekt der Plättchenaktivität, nämlich die Feedbackaktivierung durch Thromboxan A_2 bzw. ADP, hemmen. Andere Plättchenagonisten, insbesondere Thrombin, bleiben in ihrer Wirkung durch diese schwächeren Hemmstoffe unbeeinflußt.

Bei einer kombinierten Anwendung verschiedener Hemmstoffe kommt es bezüglich des Hämostasepotentials zu einem Synergismus. So ist schon die Kombination von ASS mit Ticlopidin oder Clopidogrel deutlich potenter als einer der Hemmstoffe allein [5, 11]. Synergistisch wirkt sich außerdem stets eine niedrige Plättchenzahl aus und bleibt damit eine oftmals bestimmende Größe für das Blutungsrisiko.

Zusammenfassung

- ADP-Antagonisten, wie Ticlopidin und Clopidogrel, hemmen die durch ADP vermittelte Feedbackverstärkung der Plättchenaktivierung. Aggregationen, die durch Thrombin, Kollagen und andere Agonisten induziert werden, werden dagegen nicht gehemmt.
- Das Wirkungspotential von Ticlopidin und Clopidogrel übertrifft kaum dasjenige von Acetylsalicylsäure bei unterschiedlichem Nebenwirkungsprofil.
- ADP-Antagonisten und Acetylsalicylsäure wirken synergistisch auf die zelluläre Hämostase.
- GPIIb/IIIa-Antagonisten hemmen dosisabhängig die gemeinsame Endstrecke der Plättchenaggregation und erzeugen einen thrombasthenieähnlichen Zustand.
- Nach parenteral zu applizierenden GPIIb/IIIa-Antagonisten (z.B. Abciximab, Tirofiban) sind neuerdings oral wirksame GPIIb/IIIa-Antagonisten in der klinischen Prüfung.
- Ein Routinetest für das klinische Monitoring von GPIIb/IIIa-Antagonisten ist derzeit in der Erprobung (RPFA, Accumetrics).

Literatur

1. Charo IF, Kieffer N, Phillips DR (1994) Platelet membrane glycoproteins. In: Colman RW, Hirsh J, Marder VJ, Salzman EW (eds) Hemostasis and thrombosis: basic principles and clinical practice, 3rd edn. Lippincott, Philadelphia, p 489
2. Coukell AJ, Markham A (1997) Clopidogrel. Drugs 54: 745–751
3. Dyken ML (1998) Antiplatelet agents and stroke prevention. Semin Neurol 18: 441–450
4. Gawaz M, Ruf A, Neumann F-J, Pogátsa-Murray G, Dickfeld T, Zohlnhöfer D, Schömig A (1998) Effect of glycoprotein IIb/IIIa receptor antagonism on platelet membrane glycoproteins after coronary stent placement. Thromb Haemost 80: 994–1001
5. Herbert JM, Dol F, Bernat A, Falotico R, Lale A, Savi P (1998) The antiaggregating and antithrombotic activity of clopidogrel is potentiated by aspirin in several experimental models in the rabbit. Thromb Haemost 80: 512- 518
6. Jennings LK, White MM (1998) Expression of ligand-induced binding sites on glycoprotein IIb/IIIa complexes and the effect of various inhibitors. Am Heart J 135: S179–183
7. Mascelli MA, Worley S, Veriabo NJ et al. (1997) Rapid assessment of platelet function with a modified whole-blood aggregometer in percutaneous transluminal coronary angioplasty patients receiving anti-GPIIb/IIIa therapy. Circulation 96: 3860–3866
8. Misson J, Clark W, Kendall MJ (1998) Clopidogrel: secondary prevention of vascular ischaemic events. J Clin Pharm Ther 23: 91–95
9. Moroi M, Jung SM (1997) Platelet receptors for collagen. Thromb Haemost 78: 439–444
10. Peter K, Schwarz M, Ylanne J et al. (1998) Induction of fibrinogen binding and platelet aggregation as a potential intrinsic property of various glycoprotein IIb/IIIa (alphaIIbbeta3) inhibitors. Blood 92: 3240–3249
11. Schömig A, Neumann FJ, Kastrati A et al. (1996) A randomized comparison of antiplatelet and anticoagulant therapy after the placement of coronary-artery stents. N Engl J Med 334:1084–1089
12. Sharis PJ, Cannon CP, Loscalzo (1998) The antiplatelet effects of ticlopidine and clopidogrel. Ann Intern Med 129: 394–405
13. Tam SH, Sassoli PM, Jordan RE, Nakada MT (1998) Abciximab (ReoPro, chimeric 7E3 Fab) demonstrates equivalent affinity and functional blockade of glycoprotein IIb/IIIa and alpha(v)beta3 integrins. Circulation 98: 1085–1091
14. Tcheng JE, Ellis SG, George BS et al. (1994) Pharmacodynamics of chimeric glycoprotein IIb/IIIa integrin antiplatelet antibody Fab 7E3 in high-risk coronary angioplasty. Circulation 90: 1757–1764
15. Thizon-de-Gaulle I (1998) Antiplatelet drugs in secondary prevention after acute myocardial infarction. Rev Port Cardiol 17: 993- 997

Teil II

Differenzierte Anwendung der gerinnungsaktiven Pharmaka

KAPITEL 3

Thrombolytika bei Herzinfarkt und instabiler Angina pectoris

W. Rutsch

Fibrinolyse ist bei den Krankheitsbildern des akuten koronaren Syndroms nur dann sinnvoll, wenn der Symptomatik ein lysierbarer vaskulärer Thrombus zugrundeliegt. Die Therapie ist erfolgreich, wenn noch partiell vitales Myokard zum Zeitpunkt der Reperfusion vorhanden ist, und die Therapie ist indiziert, wenn zwischen therapeutischem Nutzen und möglichen Risiken ein ausgewogenes Verhältnis besteht.

Wenn auch der instabilen Angina pectoris und dem akuten Myokardinfarkt ein identischer pathophysiologischer Mechanismus zugrundeliegt, so unterscheiden sie sich nicht nur in ihrem klinischen Bild, sondern auch in der Zusammensetzung des Thrombus nach Plaqueruptur. Der einengende, plättchenreiche Thrombus bei instabiler Angina pectoris mit ST-Senkung im EKG ist für eine Fibrinolyse ungeeignet, der verschließende, fibrinreiche Thrombus des akuten Myokardinfarktes mit ST-Hebung dagegen ein exzellentes Substrat für eine fibrinolytische Behandlung.

Trotz vielfältiger Entwicklungen von Plasminogenaktivatoren hat es seit der GUSTO-I-Studie [1] keine wesentlichen Fortschritte mehr gegeben. In jüngster Zeit gewinnt die Kombinationsbehandlung aus Fibrinolyse und Hemmung der Thrombozytenaggregation mit GP-IIb/IIIa-Rezeptorantagonisten zunehmend an Bedeutung.

Nach vielversprechenden Pilotstudien haben jetzt prospektiv-randomisierte Studien begonnen, die den tatsächlichen Stellenwert aufzeigen werden. Im Wettstreit miteinander stehen die pharmakologische und mechanische Therapie des akuten koronaren Syndroms, wobei die Vorteile auf seiten der Katheterintervention zu liegen scheinen. Auch hier scheint die Kombinationsbehandlung von PTCA, Stentimplantation und einem GP-IIb/IIIa-Rezeptorantagonist von großem Vorteil zu sein. Es bleibt der alte Streit, mit welcher Behandlungsform man im Einzelfall schneller das Ziel einer Myokardreperfusion erreichen kann.

Pathophysiologie des akuten koronaren Syndroms

Einheitliches pathophysiologisches Prinzip des akuten koronaren Syndroms ist die Ruptur einer atherosklerotischen Plaque mit konsekutiver Wechselwirkung zwischen prokoagulatorischem Plaqueinhalt und dem Gerinnungssystem des Blutes. Nach Thrombozytenadhäsion und Aktivierung der Gerinnungskaskade kommt es zur Aggregation von Thrombozyten und der Katalysierung von Fibrinogen zu Fibrin mit der Ausbildung einengender Thromben.

Je nach Qualität der Interaktion, z.B. die Menge freigesetzten Gewebefaktors, entsteht ein weißer thrombozytenreicher Thrombus oder ein roter fibrinreicher Thrombus, wobei die thrombozytenreichen, nichtverschließenden Thromben eher zum klinischen Bild der instabilen Angina pectoris gehören. Während die fibrinreichen roten Thromben des akuten Myokardinfarktes einer fibrinolytischen Behandlung gut zugänglich sind, kann die instabile Angina pectoris nicht erfolgreich thrombolysiert werden.

Metaanalytische Untersuchungen haben eindeutig nachweisen können, daß Patienten mit ST-Senkungen von einer fibrinolytischen Therapie nicht profitieren. Wegen der im Vordergrund stehenden Aktivierung von Thrombozyten kommt hier in erster Linie eine Behandlung mit Thrombozytenaggregationshemmern, insbesondere den GP-IIb/IIIa-Rezeptorantagonisten in Betracht.

Instabile Angina pectoris

Durch die thrombolytische Therapie ist bei der Behandlung des akuten Myokardinfarktes ein bedeutender Fortschritt gelungen. In der GUSTO-I-Studie lag die Sterblichkeit nach 30 Tagen bei Patienten, die für eine Lyse geeignet waren, bei 6,3%.

Große Untersuchungen an Patienten mit Infarkt, die die Ein- und Ausschlußkriterien nicht erfüllten und damit konventionell therapiert wurden, zeigen eine deutlich höhere Sterblichkeit von durchschnittlich 19%. Bei Patienten mit instabiler Angina pectoris oder nichttransmuralem Myokardinfarkt, die bei fehlender ST-Hebung grundsätzlich nicht für eine Lysetherapie in Betracht kommen, liegt die Sterblichkeit nach 30 Tagen bei immerhin 13% (GUSTO-Myokardinfarkt-Registratur 1992).

In den großen Studien der jüngeren Vergangenheit, in denen Patienten mit instabiler Angina pectoris oder nichttransmuralem Myokardinfarkt mit modernen GP-IIb/IIIa-Rezeptorantagonisten behandelt wurden (Abb. 1), lag in den Placebogruppen die Häufigkeit von Tod und nichttödlichem Myokardinfarkt nach 30 Tagen zwischen 7,1% (PRISM-Studie, [2]) und 15,7% (PURSUIT-Studie, [3]). Dies verweist auf die große Bedeutung des Krankheitsbildes und seiner bislang immer noch unzureichenden Behandlungsmöglichkeiten, die sich allerdings durch Einführung der GP-IIb/IIIa-Rezeptorantagonisten ganz wesentlich verbessert haben. Bereits die Metaanalyse der FTT-Gruppe [4] konnte nachweisen, daß eine fibrinolytische Therapie bei Patienten ohne elektrokardiographische ST-Hebung keinen Vorteil bringt, im Gegenteil oft mit nachteiligen Effekten verbunden ist, so daß eine Lysebehandlung bei dieser Patientengruppe als kontraindiziert angesehen werden muß.

In der TIMI-IIIB-Studie [5] wurde u.a. der Effekt von Alteplase bei Patienten mit instabiler Angina pectoris und nichttransmuralem Myokardinfarkt mit einer herkömmlichen Therapie verglichen. Die Sterblichkeit lag für Alteplase gegenüber Placebo bei 2,3% bzw. 2,6%, die Infarktrate bei 6,6% bzw. 4,3% und die Häufigkeit wiederholter ischämischer Ereignisse bei 18,7% bzw. 22,3% (Abb. 2).

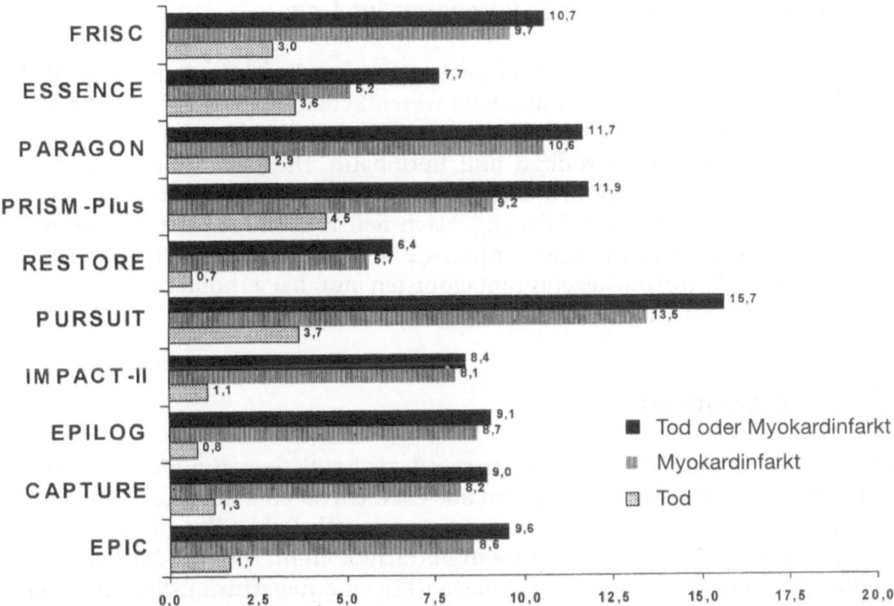

Abb. 1. Häufigkeit klinischer Endpunkte (Tod oder Herzinfarkt) in den Placebogruppen großer randomisierter Studien 30 Tage nach Therapie mit GP-IIb/IIIa-Rezeptorantagonisten bei Patienten mit instabiler Angina pectoris

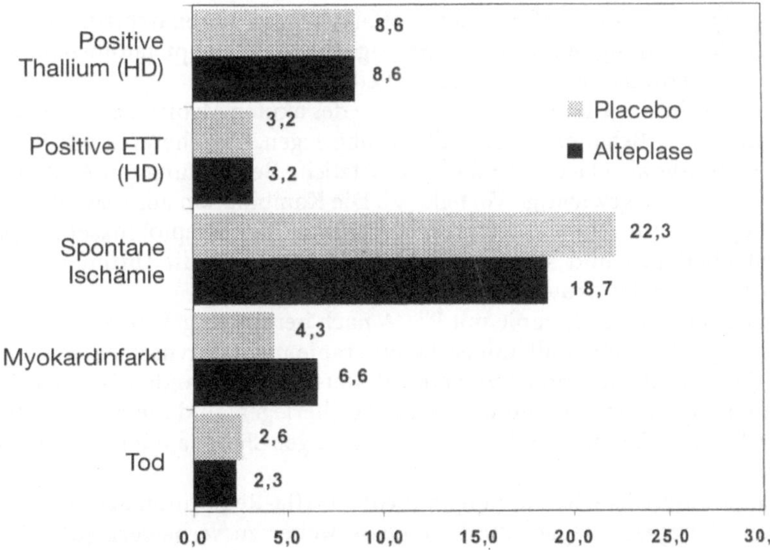

Abb. 2. Die Bedeutung der fibrinolytischen Therapie bei instabiler Angina pectoris und nichttransmuralem Myokardinfarkt (TIMI-IIIB-Studie)

Therapiestrategien beim akuten koronaren Syndrom

Die Therapie der instabilen Angina pectoris und des nichttransmuralen Myokardinfarktes (NQWMI) erfolgt heute im wesentlichen mit Thrombozytenaggregationshemmern wie Acetylsalicylsäure und v. a. mit den GP-IIb/IIIa-Rezeptorantagonisten Abciximab, Tirofiban und Eptifibatid. Die Bestimmung kardialer Marker, insbesondere Troponin T, erlaubt bei Patienten mit instabiler Angina pectoris eine sichere Risikostratifizierung. Nach den Ergebnissen der Troponin-T-Begleitstudie der CAPTURE-Studie [6], sowie anderen Publikationen scheint eine Therapie mit GP-IIb/IIIa-Rezeptorantagonisten nur bei erhöhten Troponin-T-Werten sinnvoll zu sein [6].

Akuter Myokardinfarkt

Bei der Entscheidung über die Therapiestrategie bei Patienten mit akutem Myokardinfarkt ist zuallererst die Frage zu entscheiden, ob eine Reperfusionbehandlung notwendig ist, oder ob er für eine konventionelle Behandlung mit Nitroglycerin, Heparin und Acetylsalicylsäure in Betracht kommt. Dies gilt für Patienten, die die herkömmlichen Einschlußkriterien für eine Reperfusionstherapie nicht erfüllen, insbesondere Patienten jenseits der Zeitgrenze von 12 h, sowie beschwerdefreie, hämodynamisch stabile Patienten mit kleinen Myokardinfarkten.

Sind die Einschlußkriterien erfüllt, muß eine Entscheidung über die Behandlungsform getroffen werden: Thrombolyse oder Kathetertherapie. Die Thrombolyse wird immer dann erste Wahl sein, wenn in einem angemessenen Zeitraum ein Katheterlabor nicht zur Verfügung steht oder eine Kathetertherapie aus technischen Gründen nicht adäquat durchführbar ist, z. B. bei komplizierter Stenosemorphologie, bei bedeutender peripher-arterieller Verschlußkrankheit und anderem. Eine Indikation für einen notfallmäßigen koronarchirurgischen Eingriff nach Koronarangiographie ist bei signifikanter Hauptstammstenose oder bei schwerer koronarer Dreigefäßkrankheit gegeben.

Die frühzeitige Reperfusionstherapie des akuten Myokardinfarktes ist der konventionellen Behandlung signifikant überlegen, die Therapie mit Streptokinase i.v. ist besser als Placebo, und eine zusätzliche Behandlung mit Acetylsalicylsäure bringt weitere gewichtige Vorteile [7]. Die Kombination aus rekombinantem t-PA (Alteplase) mit i.v. verabreichtem Heparin ist der Streptokinasetherapie signifikant überlegen und stellt seit der GUSTO-I-Studie die thrombolytische Standardtherapie des akuten Myokardinfarktes dar [1].

Die verzögerte Therapie mit PTCA nach bereits eingeleiteter Thrombolyse hat sich gegenüber einer alleinigen Lysetherapie nicht durchsetzen können. Primäre PTCA ist nach zusammenfassender Bewertung aller randomisierten Studien der thrombolytischen Behandlung mit t-PA überlegen, und die primäre Behandlung mit Stentimplantation scheint einer alleinigen Ballonangioplastie überlegen zu sein.

Eine zusätzliche Behandlung mit GP-IIb/IIIa-Rezeptorantagonisten scheint bei allen Therapiestrategien die Ergebnisse weiter zu verbessern [8]. Die wesentlichen Vorteile einer Kathetertherapie sind schnellere und bessere Reperfusion mit einer Häufigkeit von TIMI-Flußgrad 3 in mehr als 85 % der Fälle, niedrigere Reokklusionsrate von 5–10 % (gegenüber 30–55 % bei Lyse) und signifikant seltenere Schlaganfälle, insbesondere hämorrhagische zerebrale Insulte (0,7 und 0,1 % vs. 2,0 und 1,1 %).

Der Überlegenheit einer thrombolytischen Reperfusionstherapie konnte in 5 randomisierten, placebokontrollierten Studien belegt werden. Der therapeutische Vorteil ist jedoch auf Patienten mit ST-Hebungen im EKG beschränkt. Der Erfolg ist zeitabhängig; nach 12 h konnte eine Senkung der Sterblichkeit nicht mehr nachgewiesen werden.

Die thrombolytische Therapie hat gewichtige Einschränkungen. Sie ist kompliziert durch lebensbedrohliche Hirnblutungen in 1–1,5 % der Fälle, durch eine hohe Rate erneuter ischämischer Ereignisse mit einer relativ hohen Reinfarktrate. Viele Studien haben zeigen können, daß der Erfolg der Lysetherapie im Hinblick auf Sterblichkeit vom Erreichen der Patencyrate TIMI 3 abhängt (komplette und zeitgleiche Kontrastierung), die jedoch auch mit dem besten lytischen Behandlungsschema in nur ca. 55 % der Fälle erreicht werden kann. Zusätzlich bestehen eine Reihe von Kontraindikationen, wie Vorgeschichte mit Schlaganfall, bedeutender, nichttherapierbarer Hypertonus oder Erkrankungen mit drohenden lebensgefährlichen Blutungskomplikationen.

Aus retrospektiven Analysen der großen prospektiv-randomisierten Studien mit Thrombolyse beim akuten Myokardinfarkt konnten Patientengruppen mit besonders hohem Risiko definiert werden. Allerdings ist die Interpretation dieser Daten aus statistischen Gründen schwierig. Subgruppenanalysen sind grundsätzlich nur geeignet nachzuweisen, daß eine Therapie der Kontrollbehandlung auch unter verschiedenen Bedingungen überlegen ist.

Studienergebnisse sind insofern nur bezüglich des primären Endpunktes eindeutig, für den die Kalkulation des Probandenumfangs erfolgte und der die Grundlage für die gleichmäßige Probandenverteilung auf die beiden Gruppen, Test- und Standardtherapie, bietet. Alle Untergruppen – und damit retrospektiven Analysen – haben den entscheidenden Nachteil, daß die beiden klinischen Ausgangsgruppen nicht mehr identisch sind, d. h. eine große Inhomogenität aufweisen, was besonders an den Patientenzahlen erkennbar wird, die miteinander verglichen werden.

Subgruppenanalysen der GUSTO-I-Studie haben ergeben, daß der Vorteil einer fibrinolytischen Therapie mit Alteplase (t-PA) geringer ausfällt, wenn die Patienten später in klinische Behandlung kommen, älter sind und kleinere Infarkte erlitten haben. Daraus wurde gefolgert, man sollte Patienten jenseits des 65. Lebensjahres, Lysebeginn 6 h nach Schmerzbeginn sowie kleinere Infarkte mit Streptokinase behandeln. Wegen der weitaus geringeren Möglichkeit, mit Streptokinase einen TIMI-Flußgrad 3 zu erreichen, scheint Streptokinase auch zu weniger Nebenwirkungen zu führen, insbesondere seltener zerebrovaskuläre Blutungen auszulösen als Alteplase. Diese Empfehlungen sind jedoch nicht zulässig.

Trotz Entwicklung von Plasminogenaktivatoren der 2. und 3. Generation mit größerer Fibrinspezifität und höheren Patencyraten in kleineren klinischen Studien, konnten gegenüber t-PA keine Fortschritte erzielt werden. Bislang ist keine andere Therapieform der Standardtherapie (Alteplase mit Heparin i.v. in einer „front-loaded, accelerated“ Infusionsform) überlegen gewesen. Insofern können auch keine differentialtherapeutischen Empfehlungen für eine Lysetherapie für bestimmte Untergruppen gegeben werden. Alteplase ist in allen Untergruppen der Streptokinase überlegen gewesen.

Ohne Zweifel ist eine fibrinolytische Therapie bei älteren Patienten mit einer wesentlich höheren Sterblichkeit, mit besonderen Problemen behaftet, weswegen diesen Patienten oft eine Thrombolyse vorenthalten wird. Ältere Patienten haben häufiger atypische Beschwerden, sie haben oft keine typischen EKG-Veränderungen, sie haben oft bedeutende Begleiterkrankungen und sie kommen meist später in stationäre Behandlung. Der absolute Gewinn bezüglich klinischer Endpunkte ist jedoch bei den Älteren ebenso groß, so daß das Alter kein Ausschlußgrund mehr für eine Fibrinolyse sein darf.

Ähnliches gilt für Patienten mit Diabetes mellitus. Wegen der häufigeren Gefäßkomplikationen in verschiedenen Regionen (Retinablutungen, zerebrovaskuläre Blutungen u. a.) wurden sie früher oft von einer Lyse ausgeschlossen. Die großen Studien haben jedoch gezeigt, daß die Blutungskomplikationsrate nicht wesentlich höher ist als bei Nichtdiabetikern. Die Menstruationsblutung bei Frauen ist gleichfalls keine Kontraindikation mehr, genauso wenig wie Brustkorbverletzungen nach Reanimationsmaßnahmen.

So sind nur noch wenige Kontraindikationen verblieben: aktive gastrointestinale Blutungen, die nicht ohne weiteres behandelbar sind, zerebrovaskuläre Blutungen innerhalb der vergangenen 6 Monate und bedeutende Traumatisierungen oder operative Eingriffe in der jüngeren Zeit.

Typische Einschlußkriterien für eine fibrinolytische Therapie des akuten Myokardinfarktes sind beschränkt auf typische Thoraxschmerzen von mindestens 30 min Dauer und ST-Hebungen von mindestens 0,1 mV in mindestens 2 benachbarten EKG-Ableitungen.

Von den bekannten Plasminogenaktivatoren sind in Deutschland und in den meisten Ländern der westlichen Welt bislang nur Streptokinase, APSAC („acylated plasminogen-streptokinase complex“) und Alteplase (t-PA) zugelassen. Keine der verfügbaren Studien hat eine Überlegenheit von APSAC gegenüber Streptokinase oder sogar Alteplase nachweisen können. Obwohl in vielen Untersuchungen und bei vielen Indikationen angewandt, ist Urokinase in Deutschland und den USA nicht zur Behandlung des akuten Myokardinfarktes zugelassen. Ohne Zweifel ist Urokinase eine wirksame Substanz, die gegenüber Streptokinase sogar gewisse Vorteile hat.

Leider wurden keine systematischen Untersuchungen mit Urokinase beim akuten Myokardinfarkt durchgeführt, die ein vorteilhaftes Nutzen-Risiko-Profil aufgezeigt hätten. Es wurden neue Plasminogenaktivatoren mit dem Ziel höherer Effektivität und einfacherer Anwendung entwickelt. Die meisten von ihnen stellen Abwandlungen natürlicher Substrate dar, t-PA-Mutanten wie Reteplase, Lanoteplase oder TNK-PA oder Staphylokinase (s. Übersicht). Sie sollen einen oder mehrere Vorteile gegenüber den herkömmlichen Plasminogenaktivatoren aufweisen: verlängerte Halbwertszeit, höhere Fibrinspezifität und größere Resistenz gegenüber zirkulierendem Plasminogenaktivatorinhibitor-1 (PAI-1).

Plasminogenaktivatoren zur Behandlung des akuten Myokardinfarktes

- Streptokinase
- Urokinase

- Anistreplase (APSAC)
- Tissue-type-PA (Alteplase, Duteplase)
- Prourokinase (scu-PA, Saruplase)
- Reteplase (r-PA, Deletionsmutante von t-PA)
- Lanoteplase (n-PA, Deletionsmutante von t-PA)
- TNK-tPA (genetisch modifiziertes t-PA)
- Staphylokinase

Am umfangreichsten klinisch geprüft wurde Reteplase (r-PA, Deletionsmutante von t-PA, längere Halbwertszeit), mit der in der mechanistischen RAPID-1-Studie (Abb. 3) bei Doppelbolusgabe höhere TIMI-Flußgrad-3-Raten gegenüber einer konventionellen Therapie mit rt-PA (Infusionszeit 3 h) erzielt werden konnten [10].

In der ebenfalls mechanistischen RAPID-2-Studie [11] wurde Reteplase mit Alteplase nach dem GUSTO-I-Schema verglichen („front-loaded, accelerated t-PA"), die ebenfalls eine höhere Patencyrate erbrachte (Abb. 4). Obwohl Sterblichkeit nicht primärer Endpunkt war, konnte trotz höherer TIMI-3-Flußraten kein Vorteil bezüglich Sterblichkeit nachgewiesen werden. In der großen Sterblichkeitsstudie (INJECT-Studie [12]), einem Vergleich von Reteplase mit Streptokinase, war der neue Plasminogenaktivator nicht einmal Streptokinase überlegen. Die Studie war allerdings statistisch auch so angelegt, lediglich eine identische Wirkung mit Streptokinase nachweisen zu wollen.

Auch in der letzten großen Vergleichsstudie – GUSTO III – konnte kein Vorteil von Reteplase in der akzelerierten „front-loaded" t-PA-Behandlung nachgewiesen werden [13]. Aus diesen Studien kann allenfalls geschlossen werden, daß Reteplase gleich wirksam wie Alteplase ist.

Alle weiteren Plasminogenaktivatoren der neueren Generation, wie *Lanoteplase* (n-PA, Deletionsmutante von t-PA, InTIME-1- und InTime-2-Studien), *TNK-PA* (TIMI-10B-Studie, ASSENT-1- und ASSENT-2-Studien), DSPAα_1 („desmodus sali-

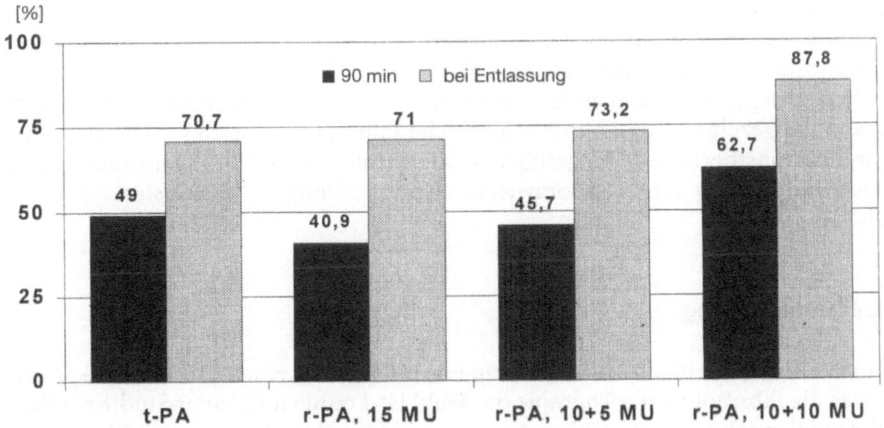

Abb. 3. TIMI-Flußgrad-3-Raten 90 min nach Lyse und bei Entlassung. Vergleich verschiedener Dosierungen von Reteplase mit einer Standarddosis t-PA in der RAPID-I-Studie (*MU* megaunits)

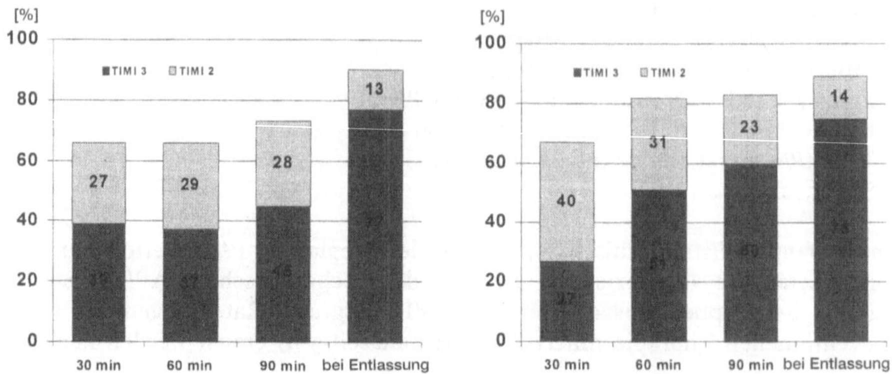

Abb. 4. TIMI-Flußgrad-2- und -3-Raten 30, 60 und 90 min nach Lyse und bei Entlassung. Vergleich Reteplase mit „front-loaded, accelerated" t-PA in der RAPID-II-Studie

vary plasminogen activator", „vampire bat-PA") und *Staphylokinase* (STAR-Studie) sind noch nicht ausreichend klinisch getestet, um ihren tatsächlichen Stellenwert einschätzen zu können.

In jüngerer Zeit wurden beachtliche Erfolge mit einer Kombinationsbehandlung aus Plasminogenaktivatoren und GP-IIb/IIIa-Rezeptorantagonisten beim akuten Myokardinfarkt erzielt, die zu höheren TIMI-3-Flußraten führte. Die halbe Dosis des Plasminogenaktivators wurde mit verschiedenen Dosierungen von Abciximab kombiniert, um zu ermitteln bei welcher Kombination beider pharmakologischen Wirkprinzipien der größte Effekt bei geringstem Risiko erreicht werden kann. In einigen prospektiv-randomisierten Studien, wie TAMI-8, IMPACT-AMI, PARADIGM und TIMI 14 wurden die GP-IIb/IIIa-Rezeptorantagonisten beim akuten Myokardinfarkt bereits untersucht, in anderen wurde die PTCA mit den Thrombozytenaggregationshemmern kombiniert, und in der Mehrheit der Studien, die sich mit den GP-IIb/IIIa-Rezeptorantagonisten beim akuten koronaren Syndrom befaßt haben, wurden auch Patienten mit akutem Myokardinfarkt eingeschlossen (Abb. 5).

Die retrospektive Subgruppenanalyse der Patientengruppen hat sehr positive Ergebnisse gezeigt, so daß bereits zahlreiche Pilotstudien zu dieser interessanten Kombinationstherapie durchgeführt wurden (SPEED, TIMI 14) und inzwischen bedeutende prospektiv-randomisierte Untersuchungen organisiert wurden (GUSTO IV).

Zusammenfassung

Während bei Patienten mit ST-Hebungen im Rahmen eines akuten Myokardinfarktes die Fibrinolyse die Therapie der Wahl ist, konnte mit keiner Studie ein Vorteil der Fibrinolyse bei instabiler Angina pectoris oder nichttransmuralem Myokardinfarkt nachgewiesen werden. Dies könnte mit einer unterschiedlichen Zusammensetzung des intravasalen Thrombus nach Plaqueruptur erklärt wer-

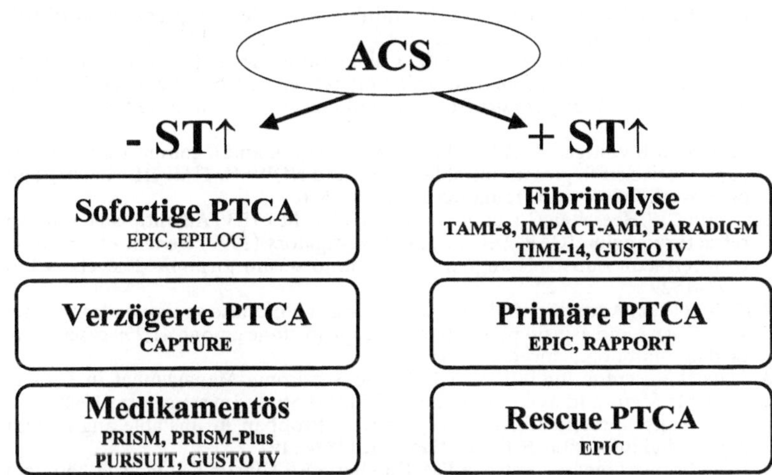

Abb. 5. Strategien beim akuten koronaren Syndrom (ACS) mit und ohne ST-Hebung im EKG. Kombinationsbehandlung Fibrinolyse und GP-IIb/IIIa-Rezeptorantagonisten

den, wobei es sich bei der instabilen Angina pectoris überwiegend um eine thrombozytenreiche Form handelt. Hier hat die Behandlung mit Thrombozytenaggregationshemmern wesentliche Vorteile gebracht.

Nach dem heutigen Kenntnisstand ist eine differenzierte Anwendung von Thrombolytika im weitesten Sinne aus einem einfachen Grund nicht möglich, da nicht mehrere Plasminogenaktivatoren von unterschiedlicher Wirkung und mit unterschiedlicher differentialtherapeutischer Indikation zur Verfügung stehen. Alteplase, mit der in der GUSTO-I-Studie getesteten Applikationsform und Dosierung, ist weiterhin „golden standard" [„front-loaded, accelerated t-PA", Startdosis, gegenüber der Standardtherapie über 180 min beschleunigte Infusion über 90 min: 1) 15 mg Bolus, 2) 0,75 mg/kgKG/30 min, 3) 0,5 mg/kgKG/60 min]. Lediglich Reteplase scheint Alteplase ebenbürtig, jedoch nicht überlegen zu sein. Andererseits ist die Kathetertherapie mit primärer PTCA und primärer Stentimplantation in vielerlei Hinsicht der medikamentösen, thrombolytischen Therapie überlegen.

In Zukunft wird der pharmakologischen Kombinationsbehandlung mit antithrombozytären Pharmaka, wie den GP-IIb/IIIa-Rezeptorantagonisten, und vielleicht auch mit neueren Antikoagulanzien, wie niedermolekularem Heparin, eine größere Bedeutung zukommen. Diese adjuvante pharmakologische Therapie könnte auch bei der primären Katheterbehandlung zunehmend an Bedeutung gewinnen.

Literatur

1. GUSTO Investigators (1993) An International randomized trial comparing four thrombolytic strategies for acute myocardial infarction. N Engl J Med 329: 673–682
2. Platelet Receptor Inhibitioin Ischemic Syndrome Management (PRISM) Study Investigators (1998) A comparison of aspirin plus tirofiban with aspirin plus heparin for unstable angina. N Engl J Med 338: 1498–1505

3. PURSUIT Trial Investigators (1998) Inhibition of platelet glycoprotein IIb/IIIa with eptifibatide in patients with acute coronary syndromes. N Engl J Med 339: 436–443
4. Fibrinolytic Therapy Trialists' (FTT) Collaborative Group (1994) Indications for fibrinolytic therapy in suspected acute myocardial infarction: collaborative overview of early mortality and major morbidity results from all randomised trials of more than 1000 patients. Lancet 343: 311–322
5. TIMI IIIB Investigators (1984) Effects of Alteplase and a comparison of early invasive and conservative strategies in unstable angina and NQWMI. TIMI IIIB Trial: Alteplase vs. placebo, 6-week follow-up. Circulation 89: 1545–1556
6. Hamm CW, Heeschen C, Goldmann B et al., for the c7E3 FAB antiplatelet therapy in unstable refractory angina (CAPTURE) Study Investigators (1999) Benefit of abciximab in patients with refractory unstable angina in relation to serum torponin T levels. N Engl J Med 340: 1623–1629
7. ISIS-3 (1992) A randomized comparison of streptokinase vs tissue plasminogen activator vs anistreplase and aspirin plus heparin vs aspirin alone among 41,299 cases of suspected myocardial infarction. Lancet 339: 753–770
8. Platelet Receptor Inhibition in Ischemic Syndrome Management in Patients Limited by Unstable Signs and Symptoms (PRISM-PLUS) Study Investigators (1998) Inhibition of the platelet glycoprotein IIb/IIIa receptor with tirofiban in unstable angina and non-q-wave myocardial infarction. N Engl J Med 338: 1488–1497
9. TIMI 14 Investigators, Antman EM, Giugliano RP, Gibson CM et al. (1999) Abciximab facilitates the rate and extent of thrombolysis: results of the thrombolysis in myocardial infarction (TIMI) 14 trial. Circulation 99/21: 2720–2732
10. Smalling RW, Bode, C, Kalbfleisch J et al., and the RAPID Investigators. (1995) More rapid, complete, and stable coronary thrombolysis with bolus administration of reteplase compared with alteplase infuison in acute myocardial infarction. Circulation 91: 2725–2732
11. (Anonymous) (1995) Randomized compraison of double bolus reteplase (r-PA) and front-loaded alteplase (rt-PA) in patients with acute myocardial infarctin (RAPID II). Eur Heart J 16 (Suppl): 11
12. INJECT Trial Study Group: Hampton J, Meyer-Sabellek W, Schröder R, Wilcox R (1995) Reteplase vs streptokinase in acute myocardial infarction. J Am Coll Cardiol 26 (Suppl): 87 A
13. Global Use of Strategies to Open Occluded Coronary Arteries (GUSTO III) Investigators (1997) A Comparison of reteplase with alteplase for acute myocardial infarction. N Engl J Med 337: 1118–1123

KAPITEL 4

Stellenwert von Heparin, niedermolekularem Heparin und Hirudin bei akutem Koronarsyndrom

H. J. RUPPRECHT

In der Regel liegt den akuten Koronarsyndromen die Ruptur einer atherosklerotischen Plaque zugrunde. Über die Exposition von Kollagen und von v.-Willebrand-Faktor kommt es zur Adhäsion von Thrombozyten über den Glykoprotein-Ib-Rezeptor sowie zur nachfolgenden Aktivierung und Aggregation der Thrombozyten über den Glykoprotein-IIb/IIIa-Rezeptor.

Die kollageninduzierte Aktivierung des Faktor XII (intrinsisches System) sowie die Reaktion von Tissue-factor mit Faktor VII (extrinsisches System) führt zur Thrombinbildung. Einmal gebildetes Thrombin führt autokatalytisch zu einer weiteren Stimulierung der Gerinnungskaskade mit weiterer Thrombinbildung. Die Hemmung der Thrombinbildung stellt neben den Thrombolytika und Thrombozytenaggregationshemmern eine wesentliche Therapiesäule zur Hemmung des thrombotischen Prozesses bei akuten Koronarsyndromen dar. Hierfür stehen derzeit im wesentlichen das unfraktionierte Heparin, die niedermolekularen Heparine sowie die direkten Thrombinantagonisten wie Hirudin zur Verfügung.

Heparin

Heparin, ein Gemisch aus Glykosaminoglykanen mit einem durchschnittlichen Molekulargewicht von 12.000–15.000, führt über eine Komplexbildung mit Antithrombin III und Thrombin zur Thrombinhemmung. Unfraktioniertes Heparin bindet unspezifisch an zahlreiche Plasmaproteine (z. B. Glykoproteine, Vitronektin, Lipoproteine, Fibronektine und Fibrinogen), an Proteine, die von Plättchen sezerniert werden (Plättchenfaktor 4 und v.-Willebrand-Faktor), sowie an Endothelzellen. Die Variabilität der Plasmaspiegel dieser heparinbindenden Proteine ist im wesentlichen verantwortlich für den unterschiedlichen Heparinbedarf von Patienten.

Der Heparin-Antithrombin-Komplex kann fibringebundenes Thrombin nicht inaktivieren. Ebenso wenig vermag er den an Phospholipidoberflächen gebundenen Faktor Xa zu inaktivieren. Heparin bindet an Plättchen und führt über deren Aktivierung zur Freisetzung von Plättchenfaktor 4. Unter Komplexbildung mit Plättchenfaktor 4 kann es zur Bildung von Antikörpern kommen, die eine heparininduzierte Thrombozytopenie bewirken können. Diese Thrombozytopenie wird in ca. 3% der Fälle in der Regel 5–15 Tage nach Beginn der Heparintherapie, bei früherer Exposition von Heparin auch früher, beobachtet.

Die Rate an arteriellen oder venösen Thrombosen im Rahmen der heparininduzierten Thrombozytopenie wird auf ca. 20% geschätzt. Unter Langzeithepa-

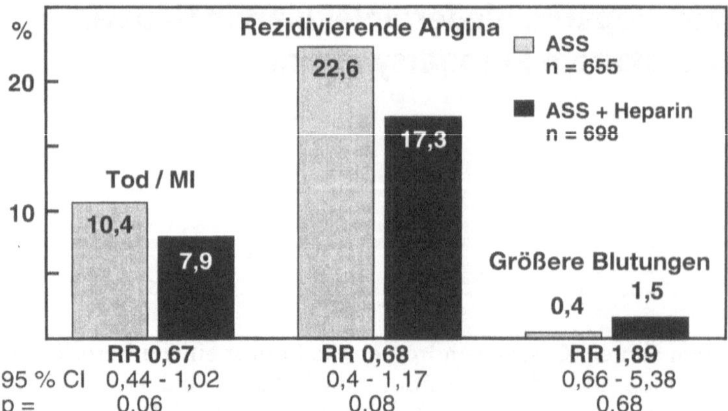

Abb. 1. ASS allein im Vergleich zur kombinierten Therapie mit Heparin bei instabiler Angina pectoris. Metaanalyse (6 randomisierte Studien). (Nach Oler et al. 1996)

rintherapie von mehr als 3 Monaten muß bei etwa 2–3 % der Patienten mit dem Auftreten einer Osteoporose gerechnet werden.

Heparin ist neben der Acetylsalicylsäure bei Patienten mit instabiler Angina pectoris als Standardtherapie etabliert. In einer Metaanalyse von 6 randomisierten Studien konnte eine Risikoreduktion für die Kombination von ASS plus Heparin im Vergleich zu einer ASS-Monotherapie im Hinblick auf einen kombinierten Endpunkt, bestehend aus Tod und Myokardinfarkt, aber auch im Hinblick auf rezidivierende Angina-pectoris-Episoden bei nur geringer Zunahme der Blutungskomplikation belegt werden (Oler et al. 1996; Abb. 1). Üblicherweise wird die Therapie mit einem Bolus von 5000 E begonnen und eine Verlängerung der aPTT um das 2- bis 2 1/2fache angestrebt. Eine gewichtsadaptierte Dosierung führt zu einer zuverlässigeren Einstellung auf den aPTT-Zielbereich. Die Überlegenheit der Kombination von ASS und Heparin gegenüber einer Monotherapie mit Heparin ist in klinischen Studien nicht belegt. In einer Studie (Théroux et al. 1988) fand sich eine höhere Blutungsrate (3,3 % vs. 1,7 %) unter einer Kombination von Heparin und Aspirin im Vergleich zu einer Monotherapie mit Heparin bei vergleichbarer Rate an ischämischen Ereignissen.

Nach Beendigung der Heparintherapie muß mit einem Reboundphänomen mit erneutem Auftreten kardiovaskulärer Komplikationen gerechnet werden (Wallentin et al. 1996; Théroux et al. 1992). Die übliche Therapiedauer von 2–7 Tagen dürfte zu kurz für die vollständige Abheilung einer Plaqueruptur sein. Unter begleitender Aspirintherapie konnte eine deutliche Abschwächung dieses Reboundphänomens beobachtet werden.

Im Rahmen von Koronarinterventionen konnte eine inverse Korrelation zwischen dem Grad der Antikoagulation und der Rate an akuten Gefäßverschlüssen nachgewiesen werden (Narins u. Hillegass 1996). In der Regel wird eine ACT >300 s angestrebt. Bei Patienten mit akutem Koronarsyndrom besteht ein höherer Heparinbedarf, um diesen ACT-Bereich zu erreichen. Empirisch werden üblicherweise 10.000 E Heparin als i.v.-Bolus periinterventionell gegeben. Bei schon erfolgtem oder geplantem Einsatz von Glykoprotein-IIb/IIIa-Rezeptorblockern im Rahmen der Intervention ist die Heparindosierung entsprechend zu adjustieren, um Blutungskomplikationen entgegenzuwirken.

Die Gabe von Fibrinolytika im Rahmen des akuten Myokardinfarktes ist mit einer erhöhten lokalen Thrombinbildung verbunden. Es scheint daher sinnvoll, Antikoagulanzien auch im Rahmen der Thrombolye einzusetzen, um diesen hyperkoagulabilen Status zu antagonisieren. In 2 Megatrials, GISSI II (Gruppo Italiano ... 1990) und ISIS III (Third International Study ... 1992), konnte für die subkutane Gabe von Heparin nach Thrombolyse mit Steptokinase, Alteplase oder Acylstreptase kein Benefit nachgewiesen werden. Die Rate an Reinfarkten und die Letalität nach 6 Monaten war in der GISSI-II-Studie für Patienten mit und ohne initiale begleitende subkutane Heparintherapie vergleichbar (Gruppo Italiano ... 1992). In der GUSTO-I-Studie wurde die Gabe von Heparin subkutan mit einer intravenösen Vollheparinisierung (Ziel-aPTT 60–85 s) bei Patienten nach Streptokinsasebehandlung verglichen (GUSTO I Investigators 1993).

Trotz einer höheren Offenheitsrate des Infarktgefäßes (60 vs. 54 %) konnte für den kardiovaskulären Endpunkt kein Unterschied zwischen beiden Therapiegruppen nachgewiesen werden (GUSTO Angiographic Investigators 1993) Auch die Rate an Reokklusionen konnte im Rahmen einer Kontrollangiographie zwischen Tag 5 und Tag 7 im Rahmen der GUSTO-I-Studie nicht durch eine intravenöse Heparintherapie im Vergleich zur subkutanen Gabe reduziert werden (6,4 % nach subkutaner Gabe und 5,5 % nach intravenöser Gabe). In der GUSTO-I-Studie konnte erstmals ein Überlebensvorteil für die Gabe von Alteplase im Vergleich zur Streptokinase bei akutem Myokardinfarkt im Gegensatz zu den vorhergehenden Megatrials (GISSI II und ISIS III) nachgewiesen werden.

Dieser Vorteil dürfte zum einen auf das „front-loaded“ Dosierungsschema der Alteplase sowie auf die begleitende therapeutische Heparinisierung zurückzuführen sein. Der jeweilige Anteil dieser beiden Therapieaspekte am günstigen Ergebnis der Alteplasegruppe läßt sich nicht sicher bestimmen. Der optimale Zielbereich für die aPTT liegt zwischen 50 und 70 s. Für diese Patienten fand sich in der GUSTO-l-Studie die niedrigste 30-Tage-Letalität, Schlaganfallrate und Blutungsrate (Granger et al. 1996) Nach Absetzen von Heparin fand sich innerhalb der ersten 10 h eine deutliche Zunahme der Reinfarktrate. Dies dürfte dem auch bei der instabilen Angina pectoris beobachteten Reboundphänomen entsprechen. Die subkutane Gabe von 2mal 12.500 E Heparin im Vergleich zu einer Low-dose-Gabe von 2mal 5000 E Heparin war deutlich effektiver zur Verhinderung linksventrikulärer Thromben nach Myokardinfarkt (11 % vs. 32 %, p=0,004; Turpie et al. 1989).

Dagegen konnte in der GISSI-II-Studie kein Unterschied in der Rate echokardiographisch dokumentierter linksventrikulärer Thromben zwischen Patienten mit und ohne subkutaner Heparintherapie nachgewiesen werden. Alteplase nach dem „front-loaded“ Schema sollte von einer i.v.-Heparingabe mit einem aPTT-Zielbereich von 50–70 s begleitet werden. Weder für die intravenöse Begleittherapie mit Heparin und noch weniger für die subkutane Heparingabe konnte nach Thrombolyse mit Streptokinase oder Acylstreptase ein überzeugender Vorteil nachgewiesen werden.

Niedermolekulare Heparine

Niedermolekulare Heparine werden durch chemische oder enzymatische Depolymerisation aus unfraktioniertem Heparin gewonnen. Wie das unfraktionierte Heparin sind sie im Hinblick auf Molekülgröße und antikoagulatorische Aktivität heterogen. Das mittlere Molekulargewicht beträgt mit 4000–5000 (Bereich 1000–10.000) etwa 1/3 von dem des Heparins. Die Depolymerisation von unfraktioniertem Heparin in niedermolekulare Fragmente führt zu den folgenden veränderten Eigenschaften, die alle auf die verminderte Bindung dieser Fragmente an Proteine oder Zellen zurückzuführen sind.

1. Im Vergleich zu unfraktioniertem Heparin sind sie weniger wirksam bei der Inaktivierung von Thrombin, weil die kleineren Fragmente nicht an Thrombin binden können, die Fähigkeit zur Inaktivierung von Faktor Xa aber erhalten bleibt (größere Anti-Xa- vs. Anti-IIa-Wirkung).
2. Die unspezifische Bindung an Plasmaproteine ist für niedermolekulare Heparine geringer ausgeprägt, mit der Folge einer besseren Dosis-Wirkungs-Beziehung. Die antikoagulatorische Wirkung ist daher besser abschätzbar und ein Monitoring in der Regel nicht erforderlich.
3. Die verringerte Bindung an Makrophagen und Endothelzellen führt zu einer längeren Halbwertszeit. Dies erlaubt die subkutane Therapie mit einer einzigen Tagesdosis.
4. Die verringerte Bindung an Thrombozyten und Plättchenfaktor 4 dürfte die verringerte Antikörperbildung und geringere Rate an heparininduzierter Thrombozytopenie erklären. In einer Studie konnte eine niedrigere Rate an heparinassoziierten IgG-Antikörpern und heparininduzierter Thrombozytopenie unter Prophylaxe mit niedermolekularem Heparin im Vergleich zu einer Bolustherapie mit unfraktioniertem Heparin beobachtet werden. (Cohen et al. 1994).
5. Wahrscheinlich als Folge einer verringerten Bindung an Osteoblasten und daraus resultierender verringernder Aktivierung von Osteoblasten ist auch mit einer geringeren Rate an Osteoporose zu rechnen.

Niedermolekulare Heparine werden renal eliminiert, die biologische Halbwertszeit ist dementsprechend bei Patienten mit Niereninsuffizienz verlängert. Während bei unfraktioniertem Heparin das Verhältnis von Anti-Xa zu Anti-IIa 1:1 beträgt, weisen niedermolekulare Heparine ein Verhältnis zwischen 4:1 und 2:1 in Abhängigkeit von der Molekülgröße auf. Wie bei unfraktioniertem Heparin beruht auch bei niedermolekularen Heparinen die antikoagulatorische Wirkung im wesentlichen auf der Interaktion mit Antithrombin III.

Die Interaktion mit Antithrombin ist an eine Pentasaccharidsequenz gebunden erforderlich. Nur bei dem Teil der niedermolekularen Heparine mit einer Kettenlänge von mehr als 18 Monosacchariden (einschließlich der Pentasaccharidsequenz) kann auch mit einer Inaktivierung von Thrombin gerechnet werden (25–50% der LMWH). Dagegen können alle LMWH-Ketten, die das hochaffine Pentasaccharid enthalten, die Inaktivierung von Faktor Xa katalysieren.

Im Gegensatz zu den niedermolekularen Heparinen enthalten bei unfraktioniertem Heparin nahezu alle Moleküle mehr als 18 Monosaccharide, dementsprechend beträgt das Verhältnis von Anti-Xa zu Anti-IIa 1:1. Der Anteil an niedermolekularen Heparinen (25–50 % mit einer Kettenlänge von mehr als 18 Monosacchariden) inhibiert sowohl Thrombin als auch Faktor Xa. Die restlichen 50–75 % der niedermolekularen Heparine enthalten weniger als 18 Monosaccharide und inhibieren nur den Faktor Xa.

Der Stellenwert der niedermolekularen Heparine wurde in mehreren größeren randomisierten Studien bei Patienten mit instabiler Angina pectoris bzw. Non-Q-wave-Infarkt untersucht. In der FRISC-Studie (FRISC Study Group 1996) wurden 1506 Patienten mit Dalteparin (120 E/kgKG 2mal täglich für die Dauer von 6 Tagen, gefolgt von 7500 Anti-Xa-Einheiten 1mal täglich für 35–45 Tage) behandelt. In der Kontrollgruppe erhielten die Patienten eine Placeboinjektion. Alle Patienten erhielten Acetylsalicylsäure.

In der Dalteparingruppe trat der kombinierte Endpunkt von Tod bzw. Myokardinfarkt bei 1,8 % der Patienten im Vergleich zu 4,7 % der Patienten in der Placebogruppe innerhalb von 6 Tagen auf. Diese Differenz war auch nach 40 Tagen nachweisbar. Allerdings traten gehäuft kardiovaskuläre Ereignisse nach Ende der Hochdosistherapie mit Dalteparin auf. Offensichtlich reichte die Low-dose-Therapie nicht für eine adäquate Protektion aus. Nach einem Zeitraum von 4–5 Monaten war der primäre Endpunkt von Tod und Myokardinfarkt bei 14,0 % der Patienten in der Dalteparin- und 15,3 % der Patienten in der Kontrollgruppe erreicht. Dieser Unterschied war statistisch nicht mehr signifikant. Die FRISC-Studie konnte den Stellenwert einer Therapie mit Dalteparin im Vergleich zu Placebo zumindest für den kurzfristigen Verlauf belegen. Allerdings hatte die Kontrollgruppe nicht die heute übliche Standardtherapie von Heparin, sondern eine Placeboinjektion erhalten.

In der nachfolgenden FRIC-Studie (Klein et al. 1997) wurden 1482 Patienten mit instabiler Angina pectoris oder Non-Q-wave Infarkt beobachtet. Die Patienten erhielten randomisiert entweder Dalteparin (120 Anti-Xa-Einheiten/kgKG 2mal täglich) oder unfraktioniertes Heparin (5000 E als Bolus, gefolgt von 1000 E/h) für die Dauer von 6 Tagen. In einer 2. doppelblinden Phase erhielten die Patienten in der LMWH-Gruppe täglich 7500 E subkutan oder Placebo.

Nach 6 Tagen war der kombinierte Endpunkt, bestehend aus Tod, Myokardinfarkt oder erneuter Angina, bei 7,6 % der Patienten in der mit unfraktioniertem Heparin behandelten Gruppe und in 9,3 % der Fälle, die mit niedermolekularem Heparin behandelt worden waren, erreicht. Der kombinierte Endpunkt Tod und Myokardinfarkt war bei 3,6 bzw. 3,9 % der Patienten erreicht worden. Zwischen Tag 6 und Tag 45 war der kombinierte Endpunkt Tod und Myokardinfarkt und rezidivierende Angina bei 12,3 % der Patienten in beiden Therapiegruppen erreicht worden.

Bezüglich schwerwiegender Blutungskomplikationen ergaben sich keine relevanten Unterschiede zwischen den Therapiegruppen. Die Studie zeigt, daß die Gabe von Dalteparin in der angegebenen Dosierung genauso effektiv, aber nicht effektiver als die Therapie mit unfraktioniertem Heparin war. Die langfristige Gabe von Dalteparin war gegenüber Placebo nicht überlegen. Dies entspricht auch den Befunden der zuvor genannten FRISC-Studie.

In der ESSENCE-Studie (Cohen et al. 1997) wurden 3171 Patienten mit instabiler Angina oder Non-Q-wave-Infarkt doppelblind randomisiert 2 Therapiearmen zugeteilt. In einer Gruppe erhielten die Patienten 1 mg/kgKG (100 Anti-Xa IE) Enoxaparin 2mal täglich subkutan oder unfraktioniertes Heparin mit einer

Bolusgabe, gefolgt von einer Dauerinfusion für 2–8 Tage. Die mittlere Therapiedauer in beiden Gruppen betrug 2,6 Tage.

Der primäre kombinierte Endpunkt, bestehend aus Tod, Myokardinfarkt und Rezidivangina nach 14 Tagen, wurde bei 16,5 % der Patienten in der LMWH-Gruppe und 19,8 % der Patienten in der Therapiegruppe mit unfraktioniertem Heparin erreicht (p=0,019). Dieser Unterschied war im wesentlichen auf eine geringere Rate an Rezidivangina unter Therapie mit niedermolekularem Heparin zurückzuführen.

Größere Blutungskomplikationen waren nicht wesentlich unterschiedlich in beiden Therapiegruppen aufgetreten. Die Gesamtzahl der Blutungskomplikationen war jedoch mit 18,4 gegenüber 14,2 % häufiger in der LMWH-Gruppe, vornehmlich aufgrund von Blutungen im Bereich der Injektionsstellen, aufgetreten. Der Vorteil für die Enoxaparingruppe in der ESSENCE-Studie ist im wesentlichen auf den schwachen Endpunkt rezidivierende Angina zurückzuführen. Bezüglich des kombinierten Endpunktes Tod und Myokardinfarkt war ein nichtsignifikanter Trend zugunsten des Enoxaparins erkennbar.

Darüber hinaus war die Vergleichsgruppe mit unfraktioniertem Heparin untertherapiert. Insbesondere während der ersten 12 h war die aPTT-gesteuerte Dosisanpassung insuffizient. Nur jeder 3. Patient lag in diesem Zeitraum im aPTT-Zielbereich von 55–85 s. Die Therapiedauer von durchschnittlich nur 2,6 Tagen in beiden Gruppen der ESSENCE-Studie war sicher zu kurz, da aus früheren Studien (s. FRISC-Studie) zu ersehen ist, daß zwischen Tag 3 und Tag 6 noch häufig Ereignisse auftreten.

In die TIMI-11b-Studie wurden 3.910 Patienten eingeschlossen. In einem Arm erhielten die Patienten Enoxaparin 30 mg als Bolus i.v., gefolgt von 2mal 1,0 mg/kgKG s.c. für die Dauer von 3–8 Tagen. Im Vergleichsarm erhielten die Patienten unfraktioniertes Heparin mit einem aPTT-Zielbereich von 1,5- bis 2,5facher Verlängerung der aPTT für 3–8 Tage. Nach dieser ersten Phase erhielten die Patienten entweder Enoxaparin 2mal 40 mg (Körpergewicht <65 kg) oder 2mal 60 mg (Körpergewicht >65 kg) bis zum Tag 43 gegenüber Placebo in der Vergleichsgruppe. Nach 14 Tagen war mit 14,2 vs. 16,6 % und nach 43 Tagen mit 17,3 vs. 19,6 % für den kombinierten Endpunkt aus Tod, Myokardinfarkt und rezidivierender Angina ein signifikant besseres Ergebnis in der Enoxaparingruppe erreicht worden. Die Publikation dieser Studie steht noch aus.

In die FRAXIS-Studie wurden 3.468 Patienten eingeschlossen und in 3 Armen randomisiert. Im 1. Arm erhielten die Patienten unfraktioniertes Heparin mit einer Ziel-aPTT von 1,5- bis 2,5facher Verlängerung für die Dauer von 6 Tagen gegenüber einer Therapie von Nadroparin beginnend mit einem i.v.-Bolus, danach 2mal 87 IE/kgKG für die Dauer von 6 Tagen gegenüber einem 3. Arm mit Nadroparin-i.v.-Bolus, gefolgt von 2mal 87 IE/kgKG für die Dauer von 14 Tagen. Bezüglich des primären Endpunktes Tod, Myokardinfarkt und rezidivierende Angina nach 14 Tagen bestand kein signifikanter Unterschied zwischen den 3 Therapiearmen. Auch für den Endpunkt Tod und Myokardinfarkt nach 3 Monaten konnte kein relevanter Unterschied festgestellt werden. Es traten jedoch signifikant mehr schwere Blutungskomplikationen in der 14-Tage-Nadroparin-Therapiegruppe auf.

In der FRISC-II-Studie wurden mehr als 3000 Patienten mit instabiler Angina pectoris oder Non-Q-wave-Infarkt in den ersten 5–7 Tagen mit Dalteparin 120 IE/kgKG 2mal täglich behandelt. Es sollte die Wirksamkeit einer verlängerten

Behandlung mit Dalteparin gegenüber Placebo untersucht werden. Dazu erhielten die Patienten entweder Dalteparin (Dosierung 2mal 5000 oder 2mal 7500 IE subkutan in Abhängigkeit von Geschlecht und Körpergewicht) oder Placebo über 90 Tage. Im Rahmen einer weiteren Subrandomisierung sollte auch untersucht werden, inwieweit ein konservatives bzw. invasives Vorgehen vorteilhaft ist. Nach 45 Tagen war ein primärer Endpunkt, bestehend aus Tod und Myokardinfarkt, bei 3,7 % der Verumgruppe und 6,5 % der Placebogruppe erreicht (p=0,003). Nach 90 Tagen betrug dieser Unterschied noch 6,7 vs. 8,0 % (p=0,2).

Ob die Wirksamkeit und Sicherheit der Behandlung mit niedermolekularen Heparinen durch ein Monitoring des Anti-Xa-Spiegels gesteigert werden kann und inwieweit bei Patienten mit Niereninsuffizienz oder bei stark übergewichtigen Patienten ein Monitoring erforderlich ist, bleibt abzuwarten. In der Regel dürfte eine gewichtsadaptierte Dosierung angemessen sein. Die unterschiedlichen Studienergebnisse können evtl. durch das unterschiedliche Molekulargewicht der verschiedenen niedermolekularen Heparine erklärbar sein. Wesentlicher dürfte der unterschiedliche Anti-Xa/Anti-IIa-Quotient und damit das Ausmaß der zusätzlichen Thrombinhemmung sein.

Hirudin

Hirudin, ein Polypeptid aus 65 Aminosäuren, ursprünglich aus dem Speichel des Blutegels gewonnen, mittlerweile gentechnologisch hergestellt, kann direkt unter irreversibler Komplexbildung an Thrombin binden. Es benötigt also nicht, wie Heparin, Antithrombin III als Kofaktor. Darüber hinaus vermag Hirudin auch fibringebundenes Thrombin zu inaktivieren. Es wird kaum an Plasmaproteine gebunden und ist auch nicht durch Plättchenfaktor 4 hemmbar. Theoretisch läßt sich daraus bereits eine bessere Steuerbarkeit ableiten.

Vorteile von Hirudin gegenüber Heparin

1. Direkte Bindung an Thrombin → irreversibler Komplex,
2. kein AT-III als Kofaktor erforderlich,
3. kaum Bindung an Plasmaproteine, gute Steuerbarkeit,
4. hohe Affinität für fibringebundenes Thrombin,
5. keine Hemmung durch Plättchenfaktor 4,
6. kein Risiko einer heparininduzierten Thrombozytopenie.

Nachteile

Fehlendes Antidot, Preis?

Hirudin bei instabiler Angina pectoris

In die GUSTO-IIb-Studie wurden über 12.000 Patienten mit akutem Koronarsyndrom eingeschlossen, davon wiesen 8011 Patienten eine instabile Angina pectoris ohne ST-Hebung auf. Bei diesen Patienten wurde keine Thrombolysetherapie durchgeführt. Der primäre kombinierte Endpunkt, bestehend aus Tod und Myokardinfarkt, wurde bei 8,3% der Patienten in der Hirudin- und 9,1% der Patienten in der Heparingruppe erreicht. Schwere Blutungen traten bei 1,3 bzw. 0,9% der Fälle, intrakranielle Hämorrhaghien bei 0,2 bzw. 0,02% der Patienten auf. Hirudin war in dieser Studie mit einer Dosierung von 0,1 mg/kgKG als Bolus, gefolgt von einer Dauerinfusion mit 0,1 mg/kgKG/h, gegeben worden, wobei eine aPTT von 60–85 s in beiden Therapiegruppen angestrebt wurde.

In der OASIS-II-Studie (Organization to assess strategies for ischemic syndromes – OASIS – investigators 1999) wurden 10.141 Patienten mit instabiler Angina pectoris oder Non-Q-wave-Infarkt randomisiert mit Heparin oder Hirudin doppelblind über 72 h behandelt. In der Heparingruppe erhielten die Patienten einen Bolus von 5000 E, gefolgt von einer Dauerinfusion mit 15 E/kgKG/h. Die Hirudinpatienten erhielten 0,4 mg/kgKG Hirudin als Bolus, gefolgt von einer Dauerinfusion mit 0,15 mg/kgKG/h. Der primäre Endpunkt (Tod, Myokardinfarkt) nach 7 Tagen war bei 4,2% der Patienten in der Heparin- und bei 3,6% der Patienten in der Hirudingruppe aufgetreten (p=0,077).

Der sekundäre Endpunkt (Tod, Myokardinfarkt, refraktäre Angina) nach 7 Tagen war bei 6,7% der Patienten in der Heparingruppe und 5,6% der Patienten in der Hirudingruppe aufgetreten (p=0,0125). Im wesentlichen entwickelten sich die Unterschiede zwischen den Behandlungsgruppen innerhalb der ersten 72 h, also der aktiven Behandlungsperiode. Der primäre Endpunkt (Tod, Myokardinfarkt) wurde bei 2,6% der Patienten in der Heparin- und 2,0% der Patienten in der Hirudingruppe innerhalb der ersten 3 Tage dokumentiert (p=0,039). Für den sekundären Endpunkt (Tod, Myokardinfarkt, refraktäre Angina) fand sich ein Unterschied von 4,0 gegenüber 3,2% (p=0,019).

Größere Blutungskomplikationen traten mit 1,2% gegenüber 0,7% häufiger in der Hirudingruppe (p=0,01) auf. Für die lebensbedrohenden Blutungen ließ sich jedoch kein Unterschied zwischen den beiden Therapiegruppen nachweisen. Unter Hirudintherapie waren in der OASIS-II-Studie signifikant weniger Dosisadjustierungen erforderlich, um den aPTT-Zielbereich zu erreichen als in der Heparintherapiegruppe.

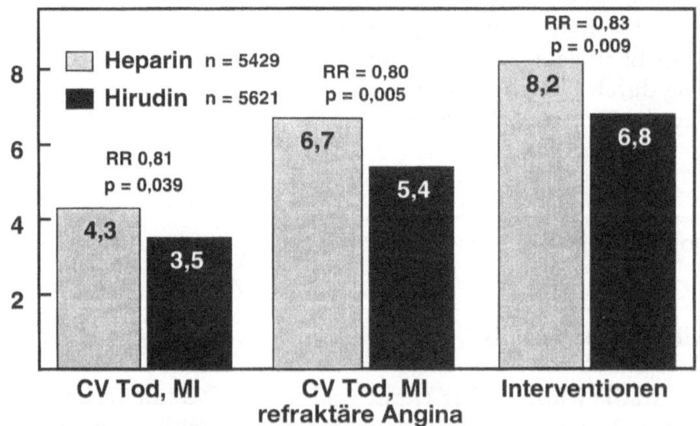

Abb. 2. Kombinierte Ergebnisse der OASIS-I- und OASIS-II-Studien mit r-Hirudin

Erneute kardiale Interventionen (Bypassoperationen, PTCA, Thrombolyse, intraaortale Ballonpumpe) waren signifikant seltener in der Hirudingruppe im Vergleich zur Heparingruppe erforderlich (8,1 % vs. 6,9 %; p=0,016). In Kombination mit den 909 Patienten der OASIS-Pilotstudie (Organization to assess strategies for ischemic syndromes – OASIS – investigators 1997) findet sich für den primären Endpunkt (Tod, Myokardinfarkt) innerhalb von 7 Tagen ein Unterschied von 4,3 gegenüber 3,5 % (p=0,039; s. Abb. 2).

Hirudin in Kombination mit Thrombolyse bei akutem Myokardinfarkt

In 3 größeren Studien wurde Hirudin im Vergleich zu Heparin bei Patienten mit akutem Myokardinfarkt und Thrombolysetherapie untersucht (GUSTO IIa, TIMI 9, HIT III). Alle 3 Studien wurden wegen einer erhöhten Rate intrazerebraler Blutungen vorzeitig beendet, wobei die hohe Blutungsrate nicht spezifisch für die Hirudingruppen war. Auch in den heparinbehandelten Gruppen traten unerwartet hohe Blutungsraten auf. Lediglich in der kleinsten Studie (der HIT-III-Studie) fand sich ein deutliches Überwiegen der zerebralen Blutungen in der Hirudingruppe.

Die GUSTO-II- und TIMI-9-Studie wurden als TIMI 9B (Antman 1996) und GUSTO IIb (GUSTO-IIb Investigators 1996) erneut mit geringeren Hirudindosierungen und geringerer Ziel-aPTT auch in den Heparingruppen initiiert. In beiden Studien fand sich jetzt eine für das Patientenkollektiv übliche Rate an zerebralen Blutungen ohne wesentlichen Unterschied zwischen den Hirudin- und Heparingruppen. Ein signifikanter Unterschied bezüglich des primären Endpunktes Tod und Myokardinfarkt wurde weder in der GUSTO-IIb- noch in der TIMI-9B-Studie festgestellt.

Hirudin bei instabiler Angina-PTCA

In der HELVETICA-Studie (Serruys et al. 1995) wurden 1.141 Patienten mit Hirudin oder Heparin behandelt. Das ereignisfreie Überleben zum Zeitpunkt nach 7 Monaten war in den 3 Therapiegruppen (1 Heparin-, 2 Hirudingruppen) vergleichbar. Frühe Ereignisse wurden unter Heparin signifikant häufiger beobachtet. Die Restenoserate war nicht signifikant unterschiedlich.

Vom Hirudin abgeleitet ist Hirolog, das in einer großen Studie bei mehr als 4000 Patienten mit instabiler Angina pectoris im Rahmen der PTCA im Vergleich zu Heparin untersucht wurde (Bittl et al. 1995). Für den primären Endpunkt (Tod, Myokardinfarkt, akuter Gefäßverschluß) fand sich kein signifikanter Unterschied zwischen beiden Therapiegruppen. Die Blutungskomplikationsrate war mit 3,8 % gegenüber 9,8 % (p=<0,001) in der Hiruloggruppe signifikant geringer.

Neuere synthetische Thrombinantagonisten, wie Argatroban, Inogatran und Efegatran, werden derzeit in klinischen Studien untersucht. In einer Studie wurde Inogatran im Vergleich zu Heparin bei 1209 Patienten mit instabiler Angina pectoris eingesetzt (Grip et al. 1996). Der primäre Endpunkt von Tod und Myokardinfarkt wurde bei 7,6–9 % in den mit Inogatran behandelten Patientengruppen gegenüber 5,9 % in der mit Heparin behandelten Kontrollgruppe festgestellt.

Fazit

Der Einsatz von Thrombinantagonisten ist bei Patienten mit akutem Koronarsyndrom von überragender Bedeutung. Bei Patienten mit instabiler Angina pectoris ist der Einsatz niedermolekularer Heparine im Vergleich zu unfraktioniertem Heparin zumindest genauso wirksam in der Verhinderung kardiovaskulärer Ereignisse. Darüber hinaus erlauben sie eine einfachere Dosierung ohne die Notwendigkeit eines engmaschigen Gerinnungsmonitorings. Für Patienten mit instabiler Angina pectoris und Non-Q-wave-Infarkt zeichnet sich die Überlegenheit der Hirudine gegenüber dem unfraktionierten Heparin zur Verhinderung kardiovaskulärer Ereignisse ab. Demgegenüber ist für Patienten mit akutem Myokardinfarkt und Patienten mit Koronarintervention im Rahmen eines instabilen Koronarsyndroms keine Überlegenheit von niedermolekularen Heparinen oder Hirudin gegenüber der konventionellen Heparintherapie gesichert.

Literatur

Antman EM (1996) Hirudin in acute myocardial infarction: thrombolysis and thrombin inhibition in myocardial infarction (TIMI 9B trial). Circulation 94: 911–21

Bittl JA, Strony J, Brinker JA et al. (1995) Treatment with bivalirudin (hirulog) as compared with heparin during coronary angioplasty for unstable or postinfarction angina. N Engl J Med 333:764–769

Cohen M, Adams PC, Parry G et al. (1994) Combination antithrombotic therapy in unstable rest angina and non-Q-wave infarction in nonprior aspirin users: primary end points analysis from the ATACs trial. Circulation 89: 81–88

Cohen M, Demers C, Gurfinkel E for the ESSENCE Trial (1997). A comparison of low-molecular-weight heparin with unfractionated heparin for unstable coronary artery disease. N Engl J Med 337: 447–452

FRISC Study Group (1996) Low-molecular-weight-heparin during instability in coronary artery disease. Fragmin During Instability in Coronary Artery Disease (FRISC) Study Group. Lancet 347: 561–568

Granger CB, Hirsh J, Califf RM et al. (1996) Activated partial thromboplastin time and outcome after thrombolytic therapy for acute myocardial infarction: results from the GUSTO-I trial. Circulation 93: 870–878

Grip L, Wallentin L, Dellborg M et al. (1996) A low molecular weight, specific thrombin inhibitor, inogatran, vs. heparin, in unstable coronary artery disease. Circulation 94 [Suppl I]: I-430

Gruppo Italiano per lo Studio della Sopravivenza nell'Infarto Miocardio (1990) GISSI-2: a factorial randomised trial of alteplase vs. streptokinase and heparin vs. no heparin among 12.490 patients with acute myocardial infarction. Lancet 336: 65–71

Gruppo Italiano per lo Studio della Sopravivenza nell'Infarto Miocardio (GISSI-2) (1992). Six month survial in 20.891 patients with acute myocardial infarction randomized between alteplase and streptokinase with or without heparin. Eur Heart J 13: 1692–1697

GUSTO (The Global Use of Strategies to Open Occluded Coronary Arteries) IIb Investigators (1996)A comparison of recombinant hirudin with heparin for the treatment of acute coronary syndromes. N Engl J Med 335: 775–82

GUSTO-I Investigators (1993) An international randomized trial comparing four thrombolytic strategies for acute myocardial infarction. N Engl J Med 329: 673–682

GUSTO Angiographic Investigators (1993) The effects of tissue plasminogen activator, streptokinase, or both on coronary artery patency, ventricular function, and survival after acute myocardial infarction. N Engl J Med 329: 1615–1622

Klein W, Buchwald A, Hillis S et al. (1997) Comparison of low molecular weight heparin with UFH acutely and with placebo for 6 weeks in the management of unstable coronary artery disease: the Fragmin in Unstable Coronary Artery Disease Study (FRIC). Circulation 96: 61–68

Narins CR, Hillegass WB Jr. (1996) Relation between activated clotting time during angioplasty and abrupt closure. Circulation 93: 667–671

OASIS (Organization to assess strategies for ischemic syndromes) investigators (1997) Comparison of the effects of two doses of recombinant hirudin compared with heparin in patients with acute myocardial ischemia without ST elevation: a pilot study. Circulation 96: 769–777

OASIS (Organization to assess strategies for ischemic syndromes) investigators (1999) Effects of recombinant hirudin (lepirudin) compared with heparin on death, myocardial infarction, refractory angina, and revascularisation procedures in patients with acute myocardial ischaemia without ST elevation: a randomised trial. Lancet 353: 429–438

Oler A, Whooley MA, Oler J, Grady D (1996) Adding heparin to aspirin reduces the incidence of myocardial infarction and death in patients with unstable angina: a meta-analysis. JAMA 276: 811–815

Serruys PW, Hermann JP, Simon R et al. (1995) A comparison of hirudin with heparin in the prevention of restenosis after coronary angioplasty: Helvetica Investigators. N Engl J Med 333: 757–763

Théroux P, Quimet H, McCans J et al. (1988) Aspirin, heparin, or both to treat acute unstable angina. N Engl J Med 17: 1105–1111

Théroux P, Waters D, La J, Juneau M, McCans J.(1992) Reactivation of unstable angina after the discontinuation of heparin. N Engl J Med 327: 141–145

Third International Study of Infarct Survival Collaborative Group (1992) ISIS-3: a randomised comparison of streptokinase vs. tissue plasminogen activator vs. antistreplase and of aspirin plus heparin vs. aspirin alone among 41.299 cases of suspected acute myocardial infarction. Lancet 339: 753–770

Turpie AGG, Robinson JG, Doyle DJ et al. (1989) Comparison of high-dose with low-dose subcutaneous heparin to prevent left ventricular mural thrombosis in patients with acute transmural anterior myocardial infarction. N Engl J Med 320: 352–357

Wallentin L, FRISC Study Group (1996) Low molecular weight heparin during instability in coronary artery disease. Lancet 347: 5561–568

KAPITEL 5

Glykoprotein-IIb/IIIa-Antagonisten bei akutem koronarem Syndrom

C. Bode · M. Rave · K. Peter

Das akute Koronarsyndrom wird in der Mehrzahl der Fälle durch Ruptur einer atherosklerotischen Koronarplaque ausgelöst. Auf den exponierten thrombogenen Oberflächen der Gefäßwand adhärieren Thrombozyten. Experimentelle und klinische Studien haben gezeigt, daß der akute Myokardinfarkt durch einen Thrombus ausgelöst wird, der aus einem thrombozytenreichen Kopf und einem fibrinreichen Schwanz besteht und das Koronargefäß komplett verschließt. Die andere Form des akuten Koronarsyndroms, die instabile Angina pectoris, wird hingegen durch einen thrombozytenreichen, das Koronargefäß subtotal verschließenden Thrombus hervorgerufen. In beiden Fällen kommt somit den Thrombozyten pathogenetische Bedeutung zu.

Der vorliegende Beitrag gibt eine Übersicht über die bisher veröffentlichten Großstudien, in denen GP-IIb/IIIa-Inhibitoren bei instabiler Angina pectoris oder akutem Myokardinfarkt zum Einsatz kamen, und versucht, diese neue Therapieoption in Perspektive zu setzen.

Instabile Angina pectoris

Vier große, placebokontrollierte Studien (PRISM, PRISM-PLUS, PARAGON und PURSUIT) haben den Effekt einer parenteral verabreichten GP-IIb/IIIa-Blockade bei klassischer instabiler Angina pectoris oder Nicht-Q-Wellen-Infarkt untersucht. Studien, die GP-IIb/IIIa-Antagonisten als Begleitmedikation bei koronaren Interventionen untersuchten, werden an anderer Stelle in diesem Band besprochen. Ziel der pharmakologischen Intervention in den erwähnten 4 Großstudien war die Stabilisierung der rupturierten Plaque und die Verhinderung einer das Koronargefäß verschließenden Thrombose. Diese Strategie wird im englischen Sprachraum mit dem Terminus technicus „plaque passivation“ umschrieben und soll zukünftige kardiovaskuläre Komplikationen über die Behandlungsdauer hinaus verhindern helfen.

Die PRISM-Studie [5] untersuchte die Wirksamkeit einer 48stündigen Tirofibaninfusion vs. Heparininfusion an 3231 Patienten. Nach 48 h war der primäre Endpunkt der Studie (Tod, Myokardinfarkt oder refraktäre Angina pectoris) in der Tirofibangruppe signifikant weniger häufig (3,8 % vs. 5,9 %; p=0,014). Nach 30 Tagen war der Vorteil jedoch nicht mehr signifikant (12,8 % vs. 13,9 %; p = n.s.). Die PRISM-PLUS-Studie [4] untersuchte eine Tirofibaninfusion als Teil einer frühen invasiven Therapiestrategie bei 1815 Patienten. Das ursprünglich dreiarmige Studiendesign (Tirofiban, Heparin, Tirofiban plus Heparin) wurde frühzeitig aufgegeben, da es in der Tirofiban-Monotherapiegruppe zu einer Übersterblichkeit nach 7 Tagen kam (Tirofiban vs. Heparin: 4,6 % vs. 1,1 %; p = 0,012). Der primäre Endpunkt der Studie (Tod, Myokardinfarkt oder refraktäre Angina pectoris) nach 7 Tagen zeigte einen Vorteil für die Kombinationstherapie vs. Heparinmonotherapie (12,9 % vs. 17,9 %; p=0,004).

Die PARAGON-A-Studie war als Dosisfindungsstudie der Paragon-B-Studie vorgeschaltet, die 2282 Patienten mit instabiler Angina pectoris oder Nicht-Q-Wellen-Infarkt untersuchte [3]. Zwei Dosierungen von Lamifiban wurden jeweils als Monotherapie und in Kombination mit Heparin mit einer Heparinmonotherapie verglichen. Der primäre Endpunkt (Tod oder Myokardinfarkt nach 30 Tagen) war nicht signifikant unterschiedlich (Lamifiban vs. Placebo: 10,6 vs. 11,7 %; p = n.s.). Hochdosiertes Lamifiban in Kombination mit Heparin führte zu mehr Blutungen, ohne eine Wirkungsverbesserung bezüglich des Endpunktes zu erreichen. Nach 6 Monaten zeigte eine Anschlußanalyse einen Vorteil für die Kombination aus niedrigdosiertem Lamifiban und Heparin vs. Heparinmonotherapie (12,6 % vs. 17,9 %; p=0,025).

In der PURSUIT-Studie [6] wurden 10.948 Patienten mit Standardtherapie randomisiert, zusätzlich Placebo oder Eptifibatide über 72–96 h zu erhalten. Der primäre Endpunkt (Tod oder Infarkt nach 30 Tagen) wurde eben signifikant beeinflußt (Eptifibatide vs. Placebo: 14,2 % vs. 15,7 %; p=0,04). In der Subgruppe der 4358 Patienten, die in den USA behandelt wurden, war der Nutzen am größten (11.7 % vs. 15.0 %; p=0,003). Dies ist möglicherweise auf die hohe Zahl von perkutanen Interventionen zurückzuführen, deren Komplikationen durch GP-IIb/IIIa-Inhibitoren gesenkt werden.

In der CAPTURE-Studie [2] wurden Patienten mit instabiler Angina pectoris 24 h vor und 1 h nach der Intervention mit dem GP-IIb/IIIa-Blocker Abciximab behandelt. Bereits vor der Intervention kam es zu einer signifikanten Abnahme des primären Endpunktes (Tod, Myokardinfarkt und Notfallrevaskularisation). Der Nutzen der zusätzlichen Therapie mit Abciximab war dabei nur bei Troponin-T-positiven Patienten nachweisbar.

Akuter Myokardinfarkt

Die Anwendung von GP-IIb/IIIa-Antagonisten beim akuten Myokardinfarkt wurde sowohl als Zusatzmedikation bei der mechanischen Rekanalisation („direkt-PTCA“) als auch in Kombination mit Thrombolytika untersucht. Beide Rekanalisationsstrategien werden routinemäßig mit Aspirin und Heparin kombiniert. Insbesondere der reduzierten, gewichtsadaptierten Anwendung von Heparin kommt bei der Vermeidung von Blutungskomplikationen entscheidende Bedeutung zu, wobei eine zu weitgehende Reduktion des Heparins die Wirksamkeit beeinträchtigt. Ziel der Kombinationstherapie von Thrombolytika mit von GP IIb/IIIa-Inhibitoren ist die schnellere, häufigere und dauerhafte Offenheit des Infarktgefäßes sowie die Option einer invasiven Zusatztherapie mit reduziertem Risiko. Drei größere Studien haben diesen Therapieansatz untersucht:

Die TIMI-Studiengruppe (TIMI 14A) untersuchte die Kombination aus Volldosis-Abciximab mit steigenden Dosierungen von Streptokinase und Alteplase im Vergleich zu alleiniger Alteplasetherapie. Niedrige Streptokinasedosierungen führten zu unbefriedigenden TIMI-III-Offenheitsraten nach 90 min. Die höchste getestete Dosis (Abciximab plus 1,25 Mio. E Streptokinase) wurde nur 5 Patienten verabreicht, da es zu vermehrten intrazerebralen Blutungen kam. Die Kombination mit 50 mg Alteplase (über 60 min infundiert) führte nach 60 min zu einer TIMI-III-Offenheitsrate von 67 % und nach 90 min zu 73 % (Alteplase allein nach 60 min: 45 % und nach 90 min 58 %). Diese Ergebnisse wurden in der SPEED-Studie erweitert, in der die Kombination aus Volldosis-Abciximab und reduzierter Reteplase im Vergleich zu alleiniger Abciximabanwendung und Reteplasemonotherapie getestet wurde.

Auch in dieser Studie zeigte sich die Kombination den Monotherapien signifikant überlegen (TIMI-III-Fluß nach 60 min für Abciximab plus 5 MU Doppelbolus Reteplase: 63 %; Abciximab allein: 24 %; Reteplase allein: 51 %). Blutungen ließen sich durch niedrige Dosierung der Heparintherapie vermeiden, allerdings durfte ein Minimum zur Erhaltung der Wirksamkeit nicht unterschritten werden.

Die RAPPORT-Studie ([1]; n=483) untersuchte Abciximab in Kombination mit der Direktangioplastie vs. alleinige Direktangioplastie. Nach der Intervention konnte in beiden Gruppen bei 85 % der Infarktgefäße ein TIMI-III-Fluß erreicht werden. Bezüglich des kombinierten Endpunktes Tod, Myokardinfarkt oder Zweitrevaskularisation des Infarktgefäßes innerhalb von 30 Tagen ergab sich bei Intention-to-treat-Analyse eine Reduktion von 9,9 % auf 5,8 % zugunsten der Kombinationstherapie, die allerdings das Signifikanzniveau verfehlte. Wurde die Auswertung nach tatsächlich erhaltener Therapie durchgeführt, ergab sich eine signifikante Reduktion der Ereignisse zugunsten der Kombinationstherapie (10,6 % vs. 2,8 %; p=0,006). Dies entspricht einer 74 %igen relativen Risikoreduktion. In der RAPPORT-Studie kam es unter der Kombinationstherapie zu einer Zunahme schwerer Blutungen (9,5 % vs. 16,6 %), allerdings wurde die Studie noch zu einer Zeit durchgeführt, in der Heparin in hohen Dosierungen zusätzlich verabreicht wurde.

Schlußfolgerungen

GP-IIb/IIIa-Antagonisten können, wenn sie Patienten mit instabiler Angina pectoris oder Nicht-Q-Wellen-Infarkt zusammen mit gewichtsadaptiertem, niedrigdosiertem Heparin und Aspirin gegeben werden, von klinischem Nutzen sein. Die relative Risikoreduktion für Tod oder Myokardinfarkt liegt bei der Zusammenschau der 4 großen Studien (zusammen 18.276 Patienten), die mit instabiler Angina pectoris als Einschlußkriterium durchgeführt wurden, bei etwa 13 % (IIb/IIIa-Antagonisten vs. Placebo: 11,7 vs. 13,3 %; p = n.s.) [7]. Wahrscheinlich ist dieser günstige Effekt größer in Gesundheitssystemen, die mehr koronare Interventionen erlauben.

Der Stellenwert der koronaren Interventionen bei instabiler Angina pectoris ist jedoch in bezug auf die Endpunkte Tod und Myokardinfarkt noch nicht gut definiert. Auch der günstigste Zeitpunkt der Intervention bedarf der Definition (z. B. möglichst früh vs. nach Stabilisierung). Ob sich der generelle Einsatz von GP-IIb/IIIa-Antagonisten bei instabiler Angina pectoris und Nicht-Q-Wellen-Infarkt – in Anbetracht des moderaten therapeutischen Nutzens und der hohen Kosten – durchsetzen wird, bleibt abzuwarten.

Möglicherweise wird sich ein bestimmtes Pharmakon als besonders günstig herausstellen, und die Kosten könnten durch die Selektion Troponin-T-positiver Patienten deutlich reduziert werden. Besonders günstig erscheint nach den bisher vorliegenden Daten die Kombination von reduzierter Thrombolyse und einem GP-IIb/IIIa-Antagonisten, da bereits nach 1 h für 2/3 der Patienten der prognostisch günstige TIMI-III-Fluß im Koronargefäß vorliegt. Eine große Letalitätsstudie (GUSTO-IV-AMI) wird dies demnächst weltweit untersuchen.

Es steht zu erwarten, daß eine Thrombozytenblockade durch GP-IIb/IIIa-Hemmer bei akuten koronaren Syndromen in der nahen Zukunft zur Standardtherapie gehören wird.

Literatur

1. Brener SJ, Barr LA, Burchenal JEB, Katz S, Topol EJ, on behalf of the Reopro and Primary PTCA Organization and Randomized Trial (RAPPORT) Investigators (1998) Randomized, placebo-controlled trial of platelet glycoprotein IIb/IIIa blockade with primary angioplasty in acute myocardial infarction. Circulation 98: 734–741
2. CAPTURE Investigators (1997) Randomized placebo-controlled trial of abciximab before and during intervention in refractory unstable angina: the CAPTURE study. Lancet 349: 1429–1435
3. PARAGON Investigators (1998) International, randomized, controlled trial of lamifiban (a platelet glycoprotein IIb/IIIa inhibitor), heparin, or both in unstable angina. Circulation 97: 2386–2395
4. PRISM-PLUS Study Investigators (1988) Inhibition of the platelet glycoprotein IIb/IIIa receptor with tirofiban in unstable angina and non-Q-wave myocardial infarction. N Engl J Med 338: 1488–1497
5. PRISM Study Investigators (1998) A comparison of aspirin plus tirofiban with aspirin plus heparin for unstable angina. N Engl J Med 338: 1498–1505
6. PURSUIT Investigators (1988) Inhibition of the platelet glycoprotein IIb/IIIa with eptifibatide in patients with acute coronary syndromes without persistent ST-segment elevation. N Engl J Med 339: 436–443
7. Topol EJ, Byzova TV, Plow EF (1999) Platelet GP IIb/IIIa blockers. Lancet 353: 227–231

Teil III

Ergänzende Therapiekonzepte

KAPITEL 6

Antibiotika zur Reokklusionsprophylaxe

C. Stephan · W. Stille

Der koronar-arterielle Bypass (CABG: „coronary artery bypass graft surgery") ist ein etabliertes chirurgisches Therapieverfahren der koronaren Herzkrankheit (KHK). Dabei wird meist die autologe V. saphena magna oder die A. mammillaria interna verwendet. Die wichtigste Komplikation der Bypasschirurgie ist die Gefäßokklusion des Transplantats. Die Ursache des allmählichen Bypassverschlusses ist eine rasant akzelerierende Arteriosklerose unter den veränderten Druckverhältnissen.

Die Theorien über die Pathogenese der Arteriosklerose sind widersprüchlich und heterogen. Meist wird die Arteriosklerose derzeit als Resultat unterschiedlicher Risikofaktoren verstanden und als multifaktorielle metabolische Erkrankung gedeutet [15]. Daneben gibt es die Aufassung der Arteriosklerose als monoklonale Zellwucherung, also quasi eines gutartigen Tumors [5]. Angelsächsische Lehrbücher favorisieren die Verletzungstheorie („response to injury") [57], zurückgehend auf den Gefäßpathologen Russel Ross. Demnach sind minimale Gefäßtraumata der Ausgangspunkt zu der atherosklerotischen Läsion.

Nach Aufnahme von Plasma in die Arterienwand reichern sich Serumlipide in Makrophagen an und werden dort oxidiert. Oxidierte Lipide verursachen ihrerseits sekundär entzündliche Reaktionen sowie lokale Gerinnungsphänomene. Heute wird in der Pathogenese der Arteriosklerose mehr denn je die entzündliche Komponente betont, die endotheliale Dysfunktion wird als Ausgangslage der Arteriosklerose gesehen. Auch Ross bezieht heute *Chlamydia pneumoniae* als eine der möglichen Ursachen der atherogenen Stoffwechselsituation und der Entzündungsphänomene mit ein [58].

Das anatomische Korrelat der Arteriosklerose (Atherosklerose) ist das Atherom, das als zarter Lipidstreifen („fatty streak") in der älteren Kindheit bzw. im jüngeren Erwachsenenalter beginnt [70]. Im Lauf von Jahrzehnten entwickelt sich die voll ausgebildete Arteriosklerose, in der 7 unterschiedliche Typen abtrennbar sind [65]. Typischerweise bestehen beim Patienten Atherome in unterschiedlichen Stadien der Entwicklung zur gleichen Zeit. Die akuten klinischen Manifestationen der Arteriosklerose sind üblicherweise das Resultat eines instabilen Atheroms mit sekundären Komplikationen (Erosion, Fissur, Ruptur, Thrombose).

Der inflammatorische Prozeß bei der Arteriosklerose vollzieht sich mit einer starken Beteiligung von Makrophagen, die sich zu Schaumzellen verändern. Auch Lymphozyten, Granulozyten sowie Zellen der glatten Muskulatur sind bei diesem Prozeß der Arteriosklerose entscheidend beteiligt. Dabei ist eine „endotheliale Dysfunktion" eine Komponente der Arteriosklerose [78].

Chlamydia pneumoniae

In den vergangenen Jahren wurden Daten bekannt, die eine grundsätzlich neue und kontroverse Interpretation der Arteriosklerose als persistierende extrem chronische Infektion großer Arterien durch *Chlamydia pneumoniae* erlauben [66]. Zuerst in Finnland und Seattle [23, 62] diagnostizierte man 1985 eine neue Chlamydienspezies als häufigen Erreger von Pneumonien und anderen respiratorischen Infektionen [1, 8]. Die sog. TWAR-Chlamydien wurden 1989 als neue Art definiert: *Chlamydia pneumoniae* [21]. In epidemiologischen Studien fand sich eine sehr hohe Durchseuchung der Bevölkerung in unterschiedlichen Ländern [1, 6, 59]. Offenbar hinterläßt auch *Chlamydia pneumoniae* keine stabile Immunität, da Reinfektionen häufig sind. Die Übertragung erfolgt in erster Linie als Tröpfchen- bzw. Kontaktinfektion.

1988 wurde erstmals von Saikku et al. [61] in Finnland eine signifikante Korrelation zwischen *Chlamydia pneumoniae* und koronarer Herzkrankheit beschrieben. Bei 68 % der Patienten mit Myokardinfarkt fanden sich Antikörpertiter gegen *Chlamydia pneumoniae*, bei 50 % der Patienten mit koronarer Herzkrankheit, unter den Kontrollpersonen nur bei 17 %. Neben Antikörpern fanden sich häufig auch Immunkomplexe als Zeichen einer chronischen intravaskulären Infektion [37, 60].

Die Assoziation zwischen erhöhten Antikörpertitern gegen *Chlamydia pneumoniae* wurde in zahlreichen Studien von unterschiedlichen Arbeitsgruppen bestätigt [9, 18, 20, 22, 28, 29, 38, 40, 45–47, 51, 54, 71–73]. Die Resultate waren nicht leicht zu interpretieren. Als gängige Erklärung wurde eine Beschleunigung der Arteriosklerose durch Immunkomplexe gegen Chlamydien angesehen. Antikörper gegen *Chlamydia pneumoniae* tauchen seit dieser Zeit in Übersichten über die Pathogenese der Arteriosklerose immer wieder als zusätzlicher Risikofaktor auf.

Ein entscheidender Durchbruch wurde durch den direkten Nachweis von Chlamydien aus arteriosklerotischen Herden erreicht. Shor und Kuo [36, 64] zeigten 1992 erstmals die Gegenwart von *Chlamydia pneumoniae* in Atheromen an Autopsiematerial durch Polymerasekettenreaktion (PCR) und Elektronenmikroskopie. Bei 13 von 30 Proben fand sich ein Nachweis von *C. pneumoniae* mit der PCR, bei 15 von 30 mit immunhistologischen Verfahren, bei 6 von 21 mittels Elektronenmikroskopie [36, 64]. Die anfangs angezweifelten Befunde wurden durch eine Reihe von weiteren Studien bestätigt ([6, 7, 10, 22, 31, 32, 35, 40, 41, 48–50, 55, 64, 75]; Tabelle 1).

In den ersten 15 Studien mit insgesamt 821 Patienten erfolgte bei 297 Patienten ein positiver Chlamydiennachweis mit PCR und/oder Immunzytochemie. Nur 2 Studien hatten negative Ergebnisse. Die Patienten kamen aus unterschiedlichen Ländern mit unterschiedlicher ethnischer Herkunft. Von 4 Gruppen wurden typische Elementarkörperchen bei elektronenmikroskopischer Untersuchung gefunden.

Einen neuen Akzent bekamen diese Befunde mit Arbeiten aus Lübeck durch Maass et al. [39–42], in denen gezeigt wurde, daß sich Chlamydien in ganz unterschiedlichen Gefäßen regelmäßig kulturell anzüchten lassen. Besonders herauszuheben ist der kulturelle Nachweis von lebenden Chlamydien als regelmäßiges Phänomen bei endovaskulären Präparaten bei koronarer Herzkrankheit. Bei 11 von 70 Patienten konnten lebende Chlamydien aus Atheromen angezüchtet wer-

Tabelle 1. Identifizierung von Chlamydia pneumoniae aus atherosklerotischen Materialien

Nr.	Autoren	Patientenzahl (n)	Arteriosklerotische Materialien	PCR +	ICC +	PCR oder ICC +	Elektronen-mikroskopie	Kultur
1	Shor et al. Johannesburg, 1992 [52]	36	Koronararterien (Autopsiematerial)	13/30	15/36	20/36	6/21	
2	Campbell et al. Seattle, 1995 [4]	38	Atherektomiematerial (Koronararterien und Aorta)	12/38	17/38	20/38	2/2	
3	Enzler et al. Rochester, 1995 [7]	49	Koronararterien (Autopsiematerial)	0/49				
4	Ong et al. London, 1995 [40]	32	Materialien von Patienten, die an einem abdominellen Aortenaneurysma operiert wurden (Aorta, Beckenarterien, Femoralarterien, Beckenvenen)	14/32				
5	Ouchi et al. Japan, 1995 [41]	39	Atherektomiematerial: Koronararterien: n=29, große Arterien: n=10	 16/29 3/10	 13/28 4/10			0/39
6	Kuo et al. Seattle, 1995 [28]	18	Koronararterien von jungen Erwachsenen (Autopsiematerial): mit atheromatösen Plaques: n=7, mit initialer Verdickung n=11	 1/7 2/11	 6/7 1/11	 6/7 2/11		
7	Grayston et al. Seattle, 1995 [15]	61	Material von frischen Endarteriektomien der Karotis: n=5, archivierte in Formalin fixierte Materialien: n=56	3/5	5/5 31/56	5/5 32/56		0/4
8	Weiss et al. New York, 1996 [59]	72	Atherektomiematerial (Koronararterien)	1/56			0/22	0/58
9	Ramirez Louisville, 1996 [45]	10	Koronararterien von explantierten Herzen	5/10	5/10	7/10	3/10	1/10
10	Blasi et al. Milan, 1996 [3]	51	Abdominelle Aortenaneurysmen (Operationsmaterial)	26/51				
11	Muhlestein Salt Lake City, 1996 [39]	90	Atherektomiematerial (Koronararterien)		66/90		3/5	
12	Juvonen et al. Oulu u. Helsinki, 1996 [24]	12	Abdominelle Aortenaneurysmen (Operationsmaterial)		12/12			

Tabelle 1. (Fortsetzung)

Nr.	Autoren	Patienten zahl (n)	Arteriosklerotische Materialien	PCR +	ICC +	PCR oder ICC +	Elektronen-mikroskopie	Kultur
13	Juvonen et al. Oulu u. Helsinki, 1997 [25]	27	Aortenklappen					
			Operationsmaterial: n=17		9/17			
			Autopsiematerial: n=10		8/10			
14	Maas, et al. Lübeck, 1998 [32]	238	Koronararterien: n=140,	36/140				
			Karotis-Endarteriektomie-Material: n=61,	9/61				
			Beckenarterien: n=20,	3/20				
			Material von Aortenresektionen: n=17	3/17				
15	Maas et al. Lübeck, 1998 [31]	70	Karotis-Endarteriektomie-Material: n=53	15/53				11/70
			Stenotischer Bypass: n=17	6/17				

Patienten: 616+27+12=655 – 142 (Maas-Habil.) + 238 + (70) = 821
positiv für ICC und/oder PCR: 247+17+12= 276 – 28+51 + (21) = 320.

den. Die Stämme unterschieden sich nicht von aus dem Respirationstrakt isolierten Stämmen. Interessanterweise konnte in 3 Fällen *Chlamydia pneumoniae* auch aus koronaren Bypassrestenosen angezüchtet werden. Darüber hinaus zeigte sich keine gute Korrelation der Chlamydienserologie mit den Ergebnissen aus PCR und Histomorphologie.

In einer weiteren Studie dieser Gruppe [4] wurden 38 okkludierte Venentransplantate und 20 native Präparate der V. saphena magna mittels „nested" PCR auf das Vorhandensein von *Chlamydia-pneumoniae*-spezifischem Antigen untersucht. Dabei konnten in den okkludierten Bypässen in 25 % der Fälle mittels PCR und in 16 % kulturell lebende Chlamydien nachgewiesen werden. Bis auf ein V.-saphena-Nativpräparat waren alle Kontrollpräparate antigen-negativ.

Interventionsstudien: Antibiotika bei progredienter Arteriosklerose

Ein weiteres wichtiges Argument für die Rolle der Chlamydien ist die Tatsache, daß mittlerweile 3 positive Therapiestudien mit Antibiotika bei koronarer Herzkrankheit vorliegen (Tabelle 2).

In einer primär als seroepidemiologische Studie angelegten Untersuchung von Gupta in London [25] fand sich als erstes Ergebnis eine Korrelation der Eventrate nach Herzinfarkt in Abhängigkeit von Antikörpern gegen *Chlamydia pneumoniae*. Bei Patienten mit hohen Antikörpern gegen Chlamydien, die kurzdauernd mit Azithromycin behandelt wurden, reduzierte sich die Eventrate erheblich (Tabelle 3).

In einer 2. Studie von Gurfinkel aus Rio de Janeiro [26] wurde die Eventrate bei Patienten mit Zustand nach Herzinfarkt mit oder ohne Roxithromycin verglichen. Auch hier ergab sich in dem Vorabreport nach wenigen Wochen ein signifikanter Unterschied in der Eventrate bei den mit Roxithromycin behandelten Patienten (Tabelle 4).

Tabelle 2. Reduktion der Eventrate durch Azithromycin bei Patienten nach Herzinfarkt. (Nach [25], S. 404)

Chlamydia-AK	negativ	4 von 59	7,0 %
Chlamydia-AK	>1:64	11 von 74	15,0 %
Chlamydia-AK	>1:64	11 von 40	27,5 %
Chlamydia-AK plus Azithromycin	>1:64	3 von 40	7,5 %

Events: Tod, instabile Angina mit PTCA oder Bypass, Reinfarkt.

Tabelle 3. Events bei Patienten, die mindestens 72 h mit Roxithromycin behandelt wurden. (Nach [26])

Event	Placebo n=93	[%]	Roxithromycin n=93	[%]
Instabile Angina	5	5	1	1
Akuter Myokardinfarkt	2	2	0	
Tod	2	2	0	
Doppelter Endpunkt	4	4	0	
Dreifacher Endpunkt	9	10	1	1

Tabelle 4. Azithromycin nach PTCA. (Aus [30])

Ergebnisse	Azithromycin (n=43)	[%]	Placebo (n=37)	[%]	p
Restenose	4	9,3	6	16,2	0,50
Restenose und abnormaler Belastungstest	5	11,6	8	21,6	0,23
Rekurrierende Angina	17	40,0	22	60,0	0,08

Initial 500 mg für 2 Tage, dann 250 mg für 28 Tage; randomisiert, doppelblind, Placebo; erfolgreiche PTCA einer einzelnen Läsion; Nachbeobachtung 6 Monate.

In einer 3., ebenfalls kleinen Studie [30] wurden Patienten mit Zustand nach Koronardilatation verglichen. Die Patienten erhielten Azithromycin über 4 Wochen. Es fand sich auch hier eine positive Tendenz in der Gruppe der Behandelten. Eine statistische Signifikanz konnte nicht erreicht werden, da die behandelte Gruppe nicht groß genug war.

Eine zusätzliche kleine Studie von Sinisalo aus Helsinki [63] untersuchte an 17 männlichen Nichtrauchern mit koronarem Bypass die Gabe von 100 mg Doxycyclin einmal täglich über 4 Monate. Parameter waren Lipidprofile, Akute-Phase-Proteine (z. B. CRP), Gerinnungsuntersuchungen, Antikörper gegen Chlamydien, sowie Plethysmographie und basale NO-Produktion am Unterarm. Die Studie an diesem Kollektiv mit stabiler koronarer Herzkrankheit zeigte keine deutlichen Veränderungen.

Eine Reihe von Antibiotikastudien zur Therapie der Arteriosklerose wurden begonnen. Die größte ist die *Wizard*-Studie der Firma Pfizer mit Azithromycin und über 3500 Teilnehmern, die etwa im März des Jahres 2000 valide Daten liefern dürfte.

Ätiologische Rolle von *Chlamydia pneumoniae* bei der Arteriosklerose

Die bislang vorliegenden Daten sind wichtige Hinweise für eine ätiologische Rolle von *Chlamydia pneumoniae* bei der Entwicklung der Arteriosklerose. Dabei sind 3 Hauptinterpretationen möglich:

1. *Chlamydia pneumoniae* besiedelt als apathogener Parasit die Atherome („innocent bystander“).
2. *Chlamydia pneumoniae* stellt eine Sekundärinfektion fortgeschrittener Atherome dar.
3. *Chlamydia pneumoniae* ist primäre Hauptursache der Arteriosklerose.

Gegenargumente gegen die These des „innocent bystander“ sind: Chlamydien benötigen lebende Zellen für ihre Vermehrung. Ein Wachstum von Chlamydien in nekrotischem Gewebe ist prinzipiell nicht möglich. Es gibt darüber hinaus keine anderen Beispiele einer inneren Bakterienflora des Menschen.

Die These einer Sekundärinfektion ist nicht konkordant mit dem generellen klinischen Verlauf. Im allgemeinen kommt es bei der Arteriosklerose zu einem kontinuierlichen Fortgang. Eine Sekundärinfektion müßte zu Zeichen einer akuten Verschlechterung führen, vergleichbar in etwa mit einer subakuten Endokarditis. Auch autoptisch fehlen Hinweise auf lokale Veränderungen von Atheromen.

Selbst wenn die These der Sekundärinfektion zutrifft, wären die Konsequenzen für die Klinik nicht allzu unterschiedlich. Die Behandlung mit Antibiotika ist weitgehend identisch.

Es gibt gute Gründe für die These, daß *Chlamydia pneumoniae* ein primärer Erreger der Arteriosklerose ist. Die Primärinfektion erfolgt im Kindes- oder frühen Erwachsenenalter mit der Entwicklung einer subakut vor sich hin schwelenden Endarteriitis mit fehlender Heilungstendenz. Dabei persistieren die Chlamydien in Makrophagen, die als sog. Schaumzellen den Randwall des Atheroms bilden. Die voll ausgebildete Arteriosklerose wäre somit das Produkt eines 30- bis 60jährigen Verlaufs einer chronischen Chlamydiainfektion großer Arterien. Die Primärinfektion erfolgt dabei offensichtlich als respiratorische Infektion. Schwer erklärbar bleibt dabei jedoch die Tatsache, daß die Arteriosklerose in tropischen Entwicklungsländern selten ist, trotz hoher Inzidenz von Infektionen durch *Chlamydia pneumoniae.*

Eine potentielle Erklärung hierfür wurde von Saikku angeführt [59] unter dem Schlagwort „yet another poliomyelitis story": In unterentwickelten Ländern käme es danach überwiegend im Kleinkindesalter zu einer fäkal-oralen Primärinfektion mit *Chlamydia pneumoniae*, mit einer nachfolgenden Immunität ohne Befall des Gefäßsystems. Eine andere Erklärung wäre freilich, daß in Ländern mit hoher Arterioskleroseinzidenz eine echte Epidemie durch Chlamydienstämme mit erhöhtem Gefäßtropismus abläuft.

Ein weiteres Gegenargument wäre die Frage, warum ein positiver Effekt von Antibiotika nicht als akzidentelle Beobachtung beschrieben wurde. Da eine mikrobielle Genese der Arteriosklerose seit langer Zeit nicht mehr diskutiert wurde, war es nicht naheliegend, dementsprechende Untersuchungen zu machen. Immerhin gibt es in allen westlichen Ländern einen letztlich ungeklärten Rückgang der Arteriosklerose seit 1965.

Während allgemein hierfür ein besserer Lebensstil verantwortlich gemacht wird, kann als Erklärung angeführt werden, daß seit dieser Zeit die Gabe von chlamydienwirksamen Antibiotika (Doxycyclin, Makrolide) populärer geworden ist. Dazu passen würde auch die wesentlich geringere Inzidenz der Arteriosklerose in Frankreich, häufig als „Rotweineffekt" durch die Antioxidanzien des Rotweins gedeutet; eine Gegenerklärung aus infektiologischer Sicht wäre die Tatsache, daß in Frankreich sehr viel mehr Antibiotika, insbesondere chlamydienwirksame Antibiotika als in Deutschland verwendet werden.

Ein interessantes Argument in dieser Hinsicht liefert eine retrospektiv durchgeführte Datenanalyse des Nationalen Gesundheitsdienstes in Großbritannien, die im Frühjahr 1999 ein breites Echo in der Presse fand [44]: Die Schlußfolgerung dieser Studie ist, daß der akzidentielle Konsum bestimmter gegen *Chlamydia pneumoniae* wirksamen Antibiotika vor dem Auftreten einer erstmaligen myokardialen Ischämie schützt. Andere Antibiotika schützen nicht vor Herzinfarkt.

Die Koch-Henle-Kriterien können als erfüllt gelten

Mit dem Konzept einer primären Pathogenese der Arteriosklerose als ultrachronische Chlamydieninfektion steht erstmals eine geradlinige, logische und bemerkenswert einfache Erklärung zur Verfügung. Dabei erhalten die gut etablierten

Risikofaktoren der Arteriosklerose eine neue Position. Die chronische Chlamydienendarteriitis wird offensichtlich durch die durchaus heterogenen Risikofaktoren getriggert. Kofaktoren und Risikofaktoren der Atherogenese bleiben mit dieser These weiterhin gültig. Sie stellen jedoch Sekundärphänomene im Rahmen der Chlamydieninfektion dar.

Auch bei der schnellen Reokklusion des Bypassgefäßes könnte die Besiedlung des implantierten Gefäßes mit *Chlamydia pneumoniae* eine Komponente dieser gefürchteten Komplikation sein [4]. Ein schneller Verschluß durch eine ausgeprägte, neu aufgetretene Arteriosklerose ist kaum als ein rein metabolischer Effekt zu erklären.

Kleinere Risikofaktoren, die in der Vergangenheit schwer zu erklären waren, können durch die Infektionsthese ebenfalls in einem neuen Licht gesehen werden:

- Das C-reaktive Protein (CRP) ist typischerweise geringfügig erhöht *vor* dem Auftreten eines Herzinfarktes [34, 38, 56]. Es ist recht einfach zu verstehen, daß eine chronische Chlamydieninfektion zu einem CRP-Anstieg führt. Der senkende Einfluß der CSE-Hemmer auf das CRP bei Patienten mit stabiler Angina pectoris wird in jüngster Zeit vermehrt diskutiert [33, 69]. Aktuell liegen überdies Ergebnisse der ACADEMIC-Studie an 302 Patienten mit ebenfalls stabiler Angina vor, die über 3 Monate mit Azithromycin behandelt wurden. In der Sechsmonatsbilanz konnte eine signifikante Erniedrigung der Entzündungsparameter CRP und IL-6 beobachtet werden; noch nicht jedoch klinische Unterschiede in der Eventrate, was bei Patienten mit stabiler Angina nach 6 Monaten noch nicht zu erwarten war [2].
- Es stellt sich die Frage, ob vieldeutige Effekte der Statine (antiinflammatorisch, Wirkung auf „atherogene" Lipidprofile, Senkung der kardiovaskulären Mortalität in der Langzeituntersuchung, Wirkung auch bei Patienten mit normalem Lipidstatus) [53] nicht auch durch direkte Effekte der Statine auf *Chlamydia pneumoniae* oder ihre Wirtszellen erklärt werden könnten [11].
- Es ist weiterhin bekannt, daß Patienten *vor* einem Herzinfarkt statistisch höhere Granulozytenzahlen haben als Kontrollpersonen [14, 24, 76, 77]. Dieser Effekt ist metabolisch nicht zu erklären, wohl aber im Rahmen einer chronischen Infektion.
- Die Erhöhung des Fibrinogens als Entzündungsparameter [43, 52, 76] kann in ähnlichem Zusammenhang gesehen werden.

Somit gibt es eine ganze Reihe klinischer Parameter, die sich eher als Epiphänomene, denn als Risikofaktoren, in Zukunft möglicherweise als Arterioskleroseścore diagnostisch oder ggf. als Therapiekontrolle verwenden lassen.

Weitere klinische Argumente für die Pathogenese der Arteriosklerose als chronische Infektionskrankheit mit *Chlamydia pneumoniae* sind:

- Chlamydien führen typischerweise zu andersartigen chronischen intrazellulären Infektionen mit schlechter Heilungstendenz. Die wichtigsten Beispiele sind das Trachom, das Lymphogranuloma inguinale, die chronische Adnexitis, aber auch chronische Chlamydia-psittaci-Infektionen bei unterschiedlichen Tierarten.
- Die Zielzellen der Arteriosklerose – Endothelien, Makrophagen und glatte Muskelzellen – lassen sich in Gewebekulturen experimentell durch *Chlamydia pneumoniae* infizieren [16, 17].

- Bei Versuchstieren können Gefäßveränderungen, die den Frühstadien der Arteriosklerose gleichen, mit experimenteller Infektion erzeugt [12, 74] und durch chlamydienwirksame Antibiotika rückgängig gemacht werden [13].

Generell läßt sich konstatieren, daß die Koch-Henle-Kriterien zur Sicherung einer Infektion für den Zusammenhang von Chlamydien und Arteriosklerose weitgehend erfüllt sind. Dabei muß man sich jedoch fragen, ob diese Kriterien für die Organbeteiligung im Verlauf einer chronischen Infektion überhaupt gelten. Zumindest ist die Chlamydienthese bereits jetzt besser fundiert als die herkömmlichen Thesen zur Pathogenese der Arteriosklerose.

Prinzipien der Antibiotikatherapie von *Chlamydia pneumoniae*

Prinzipiell kommen für eine mögliche Antibiotikatherapie der Infektion mit *Chlamydia pneumoniae* moderne Makrolide, Rifamycine, einige neue Chinolone und Doxycyclin in Betracht. Die modernen Makrolide Roxithromycin und Azithromycin erscheinen besonders gut geeignet. Azithromycin besitzt eine komplizierte Pharmakokinetik, resultierend in einer langen Halbwertszeit. Damit kommen für eine Therapie wiederholte Gaben in Fünftagesintervallen bei einer Gesamtdosis von ca. 1,5 g in Betracht. Roxithromycin hat ebenso wie Azithromycin ein günstiges Nebenwirkungsprofil und eine gute Gewebepenetration; bei einer Therapie ist es täglich zu verabreichen. Clarithromycin und Erythromycin erscheinen für eine Dauertherapie aufgrund von Nebenwirkungen sowie unspezifischer Effekte für eine Therapie der chronischen *Chlamydia-pneumoniae*-Infektion offenbar nicht geeignet.

Doxycyclin als Vertreter der Tetracycline ist auch in der hohen Dosis von 200 mg täglich gut wirksam gegen Chlamydien und relativ nebenwirkungsarm (wichtigste UAW: Photodermatose, Allergie).

Die derzeit auf dem Markt befindlichen Fluochinolone zeichnen sich durch gute Gewebepenetration, jedoch schlechte Aktivität gegen Chlamydien aus. Einzig Levofloxacin in hoher Dosis (1 g/Tag) erscheint diskutierbar. Die *neuen* Fluochinolone haben eine verbesserte Wirksamkeit gegen Chlamydien. Allgemein kann bei Verwendung von Chinolonen die Erregerresistenz anderer Bakterien ein Problem sein. Clina- und Moxifloxacin sind noch unerprobt, auch die Position von Grepa- und Trovafloxacin ist unklar; doch erscheinen letztgenannte Substanzen aufgrund des Nebenwirkungsprofils für eine Langzeittherapie wenig geeignet.

Rifampicin erscheint wegen seiner guten gegen Chlamydien gerichteten Wirksamkeit und seiner erprobten Verträglichkeit in der Langzeittherapie ein geeignetes Antibiotikum für die Therapie der Arteriosklerose, freilich nur in Kombination. (**Cave!** pharmakologische Effekte: durch Enzyminduktion wird z.B. die orale Antikonzeption unsicher).

Die Dauer einer Therapie bei chronisch-persistierenden *Chlamydia-pneumoniae*-Infektionen ist derzeit unklar. Es gibt gute Argumente für eine länger andauernde Therapie, wobei Wirkspiegel über mindestens 6–8 Wochen erreicht werden sollten [67]. Generell benötigt eine chronische Infektion auch eine langdauernde Therapie. Wenn positive Effekte erzielbar sind, müßten diese sich mit hoher

Wahrscheinlichkeit nach ca. 6–8 Wochen Therapiedauer zeigen. Einige Autoren empfehlen eine – jedoch kritisch lange – Therapiedauer von bis zu einem Jahr [19].

Die bislang vorliegenden und geplanten Studien weisen alle ein Interventionstherapiedesign auf. Es erscheint u. E. bereits heute vertretbar, bei jüngeren Patienten mit Zeichen der Entzündung (CRP, Leukozytenzahlen und Fibrinogen erhöht), einen Therapieversuch mit den prinzipiell für Chlamydieninfektionen zugelassenen Antibiotika durchzuführen. In zunehmender Anzahl geben Ärzte bereits nach dem ersten Herzinfarkt ein Makrolid oder Doxycyclin.

Die Durchführung einer im Prinzip wünschenswerten Präventionsbehandlung an Patienten vor Auftreten von klinischen Symptomen erscheint dagegen aus heutiger Sicht problematisch: Es ist in einer offenen Gesellschaft kaum möglich, Studien durchzuführen, deren Nutzen erst in 10–20–30 Jahren beurteilt werden kann.

Das Konzept der Arteriosklerose als chronische Infektion durch *Chlamydia pneumoniae* stellt einen Paradigmenwechsel dar und weist damit durchaus Ähnlichkeiten mit der Aufdeckung der Pathogenese des gastralen Ulkus durch Helicobacter pylori. Das Konzept wird sich erst dann durchsetzen, wenn große Antibiotikastudien mit den unterschiedlichen klinischen Formen der Arteriosklerose vorliegen. Weitere erstrangige Studien über eine Antibiotikatherapie der Arteriosklerose – auch in verschiedener Dosis, sind daher dringend notwendig.

Als Fazit läßt sich konstatieren: Die Arteriosklerose stellt offenbar das Resultat einer ultrachronischen bakteriellen Infektion dar. Es ist noch unklar, ob weitere Erkrankungen nicht ebenfalls mit *Chlamydia pneumoniae* korreliert sind, z. B. chronische Bronchitis, chronische Pharyngitis, Asthma [27], multiple Sklerose [68] und M. Alzheimer [3].

Klassische Infektionskrankheiten wie Lues, Borreliose, Lepra, Trachom, Tuberkulose und Rickettsiosen sind typische Beispiele von lebenslang persistierenden Infektionen.

Es ergibt sich somit das Konzept, daß die chronische Infektion durch *Chlamydia pneumoniae* möglicherweise die wichtigste aller Infektionen darstellt (der Rundschlag gegen die wichtigsten idiopathischen Erkrankungen?).

Daher ist es dringend notwendig, daß die Chlamydienforschung zu einem zentralen Schwerpunkt in vielen Bereichen der klinischen und experimentellen Medizin gemacht wird. Selbst wenn die Infektionsthese der Arteriosklerose derzeit noch nicht allgemein akzeptiert ist, bleibt die Gewißheit, daß sich die Wahrheit in der Wissenschaft mehr oder weniger schnell durchzusetzen pflegt.

Zusammenfassung

Arteriosklerose (Atherosklerose) ist sowohl Ursache für die koronare Herzkrankheit (KHK) als auch für die wichtigste Komplikation der KHK-Therapie, die Reokklusion des chirurgisch implantierten Bypasses. Die in den vergangenen Jahren veröffentlichten Daten erlauben eine grundlegend neue Interpretation der Pathogenese der Arteriosklerose als Resultat einer ultrachronischen, persistierenden Infektion der Gefäße durch den neuartigen Erreger *Chlamydia pneumoniae*.

Starke Argumente für diese These sind:

1. Eine Korrelation zwischen koronarer Herzkrankheit und anderen arteriosklerotischen Manifestationen mit Antikörpern gegen *Chlamydia pneumoniae*,
2. Nachweis von *Chlamydia pneumoniae* in Atheromen mit unterschiedlichen Techniken (PCR, Immunhistochemie, Elektronenmikroskopie, Anzüchtung) in vielen Studien,
3. drei erfolgreiche Interventionsstudien mit Makroliden bei koronarer Herzkrankheit,
4. Infizierung der Zielzellen (Endothelien, Makrophagen, Muskelzellen) durch Chlamydia pneumoniae,
5. Erzeugung einer protrahierten Arteriitis im Tiermodell und deren Regression nach Antibiotikagabe.

Damit wäre die Arteriosklerose keine multifaktorielle Erkrankung durch unterschiedliche Risikofaktoren, sondern bekäme eine bemerkenswert einfache Erklärung – mit der Option auf eine Antibiotikatherapie. Prinzipiell kommen für eine Infektion mit *Chlamydia pneumoniae* moderne Makrolide, wie z. B. Roxithromycin und Azithromycin, sowie Rifamycine, einige Chinolone und Doxycyclin als mögliche Substanzen in Betracht. Bei einer Antibiotikatherapie der Arteriosklerose gibt es gute Argumente für länger andauernde Wirkspiegel.

In Kohortenstudien mit großen Fallzahlen werden Effekte von Antibiotika auf die KHK evaluiert, früheste Ergebnisse sind Ende 1999 bis Mitte 2000 zu erwarten.

Literatur

1. Allegra L, Blasi F (1995) Chlamydia pneumoniae infection. Springer, Milano
2. Anderson JD; Muhlestein JB, Carlquist J et al. (1999) Randomized secondary prevention trial of azithromycin in patients with coronary artery disease and serological evidence for chlamydia pneumoniae infection. The azithromycin in coronary artery disease: Elimination of myocardial infection with chlamydia (academic study). Circulation 99: 1540–1547
3. Balin BJ, Gérard HC, Arking EJ et al. (1998) Identification and localization of chlamydia pneumoniae in the Alzheimer's brain. Med Microbiol Immunol 187: 23–42
4. Bartels C, Maass M, Bein G et al. (1999) Detection of chlamydia pneumoniae but not cytomegalovirus in occluded saphenous vein coronary artery bypass grafts. Circulation 99/7: 879–882
5. Benditt EP, Benditt JM (1973) Evidence for a monoclonal origin of human atherosclerotic plaques. Proc Natl Acad Sci USA 70: 1753–1759
6. Blasi, F, Denti F, Erba M et al. (1996) Detection of chlamydia pneumoniae but not helicobacter pylori in atherosclerotic plaques of aortic aneurysms. J Clin Microbiol 34: 2766–2769
7. Campbell LA, O'Brien ER, Cappuccio AL et al. (1995) Detection of chlamydia pneumoniae TWAR in human coronary atherectomy tissues. J Infect Dis 172: 585–588
8. Cook PJ, Honeybourne D (1994) Chlamydia pneumoniae. J Antimicrob Chemother 34: 859–873
9. Dahlen GH, Boman J, Birgander LS, Lindblom B (1995) Lp(a) lipoprotein, IgG, IgA and IgM antibodies to chlamydia pneumoniae and HLA Class II genotype in early coronary artery disease. Atherosclerosis 114: 165–174
10. Enzler MJ, Smith TF, Espy M et al. (1995) Inability to detect chlamydia pneumoniae (TWAR) in human autopsy coronary arteries (CA) by polymerase chain reaction (PCR). 35th ICAAC, San Francisco, Sept 17–20, Abstract LM81
11. Erkkilä L, Hassio K, Laitinen K, Leinonen M, Saikku P (1999) Effect of pravastatin on chlamydia pneumoniae infection. 9th ECCMID Berlin, Mar 21–24, Poster P957
12. Fong I, Chiu B, Viira E, Fong M, Jang D, Mahony J (1997) Rabbit model for chlamydia pneumoniae infection. J Clin Microbiol 35: 48–52

13. Fong I, Chiu B, Viira E, Jang D, Fong M, Mahony J (1998) Can antimicrobial agents (azithromycin) prevent atherosclerosis (C. pneumoniae induced) in an animal model? 38th ICAAC, San Diego, Sept 24–27, Poster 43-B: B.21
14. Friedmann GD, Klatsky AL, Siegelaub AB (1974) The leukocyte count as a predictor of myocardial infarction. N Engl J Med 290: 1275–1278
15. Fuster V, Badimon L, Badimon J, Chesebro (1992) The pathogenesis of coronary artery disease and the acute coronary syndromes. N Engl J Med 326: 242–250
16. Gaydos CA, Summersgill JT, Sahney NN, Ramirez JA, Quinn TC (1996) Replication of chlamydia pneumoniae in vitro in human macrophages, endothelial cells, and aortic artery smooth muscle cells. Infect Immunol 64: 1614–1620
17. Godzik KL, O'Brien ER, Wang SK, Kluo CC (1995) In vitro susceptibility of human vascular wall cells to infection with chlamydia pneumoniae. J Clin Microb 33: 2411–2414
18. Gounaris TH, Sioula E, Anagnostopoulou M et al. (1995) Chlamydia pneumoniae (CP) antibodies in patients with acute myocardial infarction (AMI). 35th ICAAC, San Francisco, Sept 17–20, Abstract LM75
19. Grayston JT (1998) Antibiotic treatment of chlamydia pneumoniae for secondary prevention of cardiovascular events. Circulation 97: 1669–1670
20. Grayston JT, Kuo CC, Campbell LA, Benditt EP (1993) Chlamydia pneumoniae, strain TWAR and atherosclerosis. Eur Heart J 14 (Suppl K) 66–71
21. Grayston JT, Kuo CC, LA Campbel, SP Wang (1989) Proposal to create the chlamydia pneumoniae sp. nov. for chlamydia TWAR. Intern J System Bacteriol 39: 88–90
22. Grayston JT, Kuo CC, Coulson AS et al. (1995) Chlamydia pneumoniae (TWAR) in atherosclerosis of the carotid artery. Circulation 92: 3397–3400
23. Grayston JT, Kuo CC, Wang SP, Altmann J (1986) A new chlamydia psittaci strain, TWAR, isolated in acute respiratory tract infection N Engl J Med 315: 161–168
24. Grimm RH, Neaton JD, Ludwig W for the Multiple Risk Factor Intervention Trial Group (1985) Prognostic importance of the white blood cell count for coronary, cancer, and all-cause mortality JAMA 254: 1932–1937
25. Gupta S, Leatham EW, Carrington D, Mendall M, Kaski JC, Camm AJ (1997) Elevated chlamydia pneumoniae antibodies, cardiovascular events, and azithromycin in male survivors of myocardial infarction. Circulation 96: 404–407
26. Gurfinkel E, Bozovich G, Daroca A, Beck E, Mautner B (1997) Randomised Trial of Roxithromycin in Non-Q-Ware Coronary Syndromes: Roxis Pilot Study. Roxis Study Group. Lanced, Aug 9; 350 (9075): 904–907
27. Hahn DL (1996) Intracellular pathogens and their role in asthma chlamydia pneumoniae in adult patients. Eur Respir Rev 68: 224–230
28. Hahn DL, Saikku P(1992) Chlamydia, smoking and heart disease. Ann Int Med 117: 171
29. Hahn DL, Golubjanikow R (1992) Smoking is a potential confounder of the chlamydia pneumoniae-coronary artery disease association. Arteriosc Thromb 12: 945–947
30. Jackson LA, Wang S-P, Stewart DK, Cooke DB, Grayston JT (1998) Azithromycin treatment following percutaneous coronary revascularization procedures. A pilot study. 4th JCMASK, Barcelona
31. Juvonen J, Juvonen T, Laurila A et al. (1996) Immunohistochemical detection of chlamydia pneumoniae in abdominal aortic aneurysms. Ann NY Acad Sci 800: 236–238
32. Juvonen J, Laurila A, Juvonen T et al. (1997) Detection of chlamydia pneumoniae in human nonrheumatic stenotic aortic valves. J Am Coll Cardiol 29:1054–1059
33. Kluft C, Maat M de, Gevers Leuven JA et al. (1999) Statins and C-reactive protein. Lancet 353: 1274
34. Kuller LH, Tracy RP, Shaten J, Meilan EN (1996) Relation of C–reactive protein and coronary heart disease in the MRFIT nested case-control study. Am J Epidemiol 144: 537–547
35. Kuo CC, Grayston JT, Cambell YA, Goo LA, Wissler RW, Benditt EP (1995) Chlamydia pneumoniae (TWAR) in coronary arteries of young adults (15–34 years old). Proc Natl Acad Sci USA 92: 6911–6914
36. Kuo CC, Shor A, Campbell LA, Fuhushi H, Patton DL, Grayston JT (1993) Demonstration of chlamydia pneumoniae in atherosclerotic lesions of coronary arteries. J Infect Dis 167: 841–849
37. Linnanmäki E, Leinonen M, Mattila K, Nieminen MS, Valtonen V, Saikku P (1993) Chlamydia pneumoniae-specific circulating immune complexes in patients with chronic coronary heart disease. Circulation 87: 1130–1134
38. Liuzzo G, LM Biasucci, JR Gallimore et al. (1994) The prognostic value of C-reactive protein and serum amyloid a protein in severe unstable angina. N Engl J Med 331: 412–424
39. Maass M (1997) Die Assoziation von Chlamydia-pneumoniae-Infektion und Arteriosklerose. Infektionsepidemiolische Forschung. RKI Berlin (Sept), S 1–5

40. Maass M, Bartels CB, Engel PM, Mamat U, Sievers H-H (1998) Endovascular presence of viable chlamydia pneumonia is a common phenomenon in coronary artery disease. J Am Coll Cardiol 31/4: 827–831
41. Maass M, Bartels C, Krüger S, Engel PM, K Dalhoff (1998) Endovascular presence of Chlamydia pneumoniae DNA is a generalized phenomen in atherosclerotic vascular disease. Atherosclerosis (Oct) 140; Suppl 1: 325–330
42. Maass M, Gieffers J (1996) Prominent serological response to chlamydia pneumoniae in cardiovascular disease. Immun Infect Disease 6: 65–70
43. Meade TW (1997) Fibrinogen and cardiovascular disease. J Clin Pathol 50: 13–15
44. Meier CR, Derby LE, Jick SS, Vasilakis C, Jick H (1999) Antibiotics and risk of subsequent first-time acute myocardial infarction. JAMA 281/5: 427–31
45. Melnick SL, Shahar E, Folsom AR, Grayston JT, Sorlie PD, Wang SP, Szklo M (1993) Past infection by chlamydia pneumoniae strains TWAR and asymptomatic carotid atherosclerosis. Am J Med 95: 499–445
46. Mendall, MA, Carrington D, Strachan D et al. (1995) Chlamydia pneumoniae risk factors for seropositivity and association with coronary heart Disease. J Infect 30: 121–128
47. Miettinen H, Lehto S, Salkku P et al. (1996) Associaton of chlamydia pneumoniae and acute coronary heart disease events in non-insulin dependent diabetic and non-diabetic subjects in Finland. Eur Heart J 17: 682–88
48. Muhlestein JB, Hammond EH, Carlquist JF et al. (1996) Increased incidence of chlamydia species within the coronary arteries of patients with symptomatic atherosclerotic versus other forms of cardiovascular disease. J Am Coll Cardiol 27: 1555–1561
49. Ong G, Thomas BJ, Mansfield AO, Davidson BR, Taylor-Robinson D (1996) Detection and widespread distribution of chlamydia pneumoniae in the vascular system and its possible implications. J Clin Pathol 49: 102–106
50. Ouchi K, Fuji B, Kanamoto Y, Miyazaki H, Nakazawa T (1995) Detection of chlamydia pneumoniae in atherosclerotic lesions of coronary arteries and large arteries. 35th ICAAC, San Francisco, Sept. 17–20, Abstract K37
51. Paltiel O, Kark JD, Leinonnen M, Saikku P (1995) High prevalence of antibodies to chlamydia pneumoniae; determinants of IgG and IgA seropositivity among Jerusalem residents. Epidemiol Infect 114: 465–473
52. Patel P, Carrington D, Strachan DP et al. (1994) Fibrinogen: a link between chronic infection and coronary heart disease. Lancet 343: 1634–1635
53. Pedersen TR, Kjekshus J, Berg K et al. (1996) Cholesterol lowering and the use of healthcare resources. Results of the Scandinavian Simvastatin Survival Study. Circulation 93(10): 1796–1802
54. Puolakkainen M, Kuo CC, Shor A, Wang SP, Grayston JT, Campbell LA (1993) Serological response to Chamydia pneumoniae in adults with coronary arterial fatty streaks and fibrolipid plaques. J Clin Microbiol 31: 2212–2214
55. Ramirez JA and the chlamydia pneumonaiae/Atherosclerosis Study Group (1996) Isolation of chlamydia pneumoniae from the coronary artery of a patient with coronary atherosclerosis. Ann Intern Med 125: 979–982
56. Ridker PM, Cushman M, Stampfer MJ, Tracy RP, Hennekens CH (1997) Inflammation, Aspirin, and the risk of cardiovascular disease in apparently healthy men. N Engl J Med 336: 973–979
57. Ross R (1993) The pathogenesis of atherosclerosis: a perspective of the 1990s. Nature 362: 801–809
58. Ross R (1999) Atherosclerosis–an inflammatory disease. N Engl J Med 340/2: 115–126
59. Saikku, P (1995) Chronic chlamydia pneumoniae infections. In: Allegra L, Blasi F (eds) chlamydia pneumoniae infection. Springer, Milano, pp 51–64
60. Saikku P, Leinonen M, Linnanmöki E, Mattila K, Nieminen MS, Valtonen V (1990) Association of immune complexes containing chlamydial lipopolysaccharide with coronary heart disease. In: Bowie WR, Caldwell HD, Jones RP, Mardh P-A, Ridgway GL, Schachter J (eds) Chlamydial infections. Cambridge Univ Press, Cambridge, pp 449–452
61. Saikku P, Mattila K, Nieminen MS et al. (1988) Serological evidence of an association of a novel chlamydia, TWAR, with chronic coronary heart disease and acute myocardial infartion. Lancet 29: 983–984
62. Saikku P, Wang SO, Kleemola M, Brander E, Rusanen E, Grayston JT (1985) An epidemic of mild pneumoniaia due to an unusual strain of chlamydia psittaci. J Infect Dis 151: 832–39
63. Sinisalo J, Mattila K, Nieminen M et al. (1998) The effect of prolonged doxycycline therapy on chlamydia pneumoniae serological markers, coronary heart disease risk factors and forearm basal nitric oxide production. J Antimicrob Chemother 41: 85–92
64. Shor A, Kuo CC, Patton DL (1992) Detection of chlamydia pneumoniae in coronary arterial fatty streaks and atheromatous plaque. S Afr Med J 82: 158–161

65. Stary HC (1995) Pathologie der Atherosklerose. In: Schwand P, Richter E (Hrsg) Handbuch der Fettstoffwechselstörungen. Schattauer, Stuttgart, S 48–64
66. Stille W, Dittmann R (1998) Arteriosklerose als Folge einer chronischen Infektion durch chlamydia pneumoniae. Herz 23: 185–92
67. Stille W, Just-Nübling G (1997) Argumente für eine Antibiotikatherapie der Arteriosklerose. Chemother J 6: 1–5
68. Stille W, Stephan C (1998) Argumente für eine Antibiotikatherapie der multiplen Sklerose. Arzneimitteltherapie 16/12: 370–373
69. Strandberg T, Vanhanen H, Tikkanen MJ (1999) Effect of statins on C-reactive protein in patients with coronary artery disease. Lancet: 353: 118–119
70. Strong JP, Malcom GT, McMahan CA et al. (1999) Prevalence and extent of atherosclerosis in adolescents and young adults. JAMA 281/8: 727–735
71. Sutter MC (1995) Lessons for atherosclerosis research from tuberculosis and peptic ulcer. Can Med Assoc J 152: 667–670
72. Thom DH, Grayston JT, Siscovick DS, Wang S-P, Weiss NS, Daling JR (1992) Association of prior infection with chlamydia pneumoniae and angiographically demonstrated coronary artery disease. JAMA 268: 68–72
73. Thom DH, Wang SP, Steward DK, Grayston JT (1990) Chlamydia pneumoniae strain TWAR antibody and angiographically demonstrated coronary artery disease. In: Bowie WR, Caldwell HD, Jones RP, Mardh P-A, Ridgway GL, Schachter J (eds) Chlamydial infections. Cambridge Univ Press, Cambridge, pp 453–456
74. Ward ME (1995) The immunobiology and immunopathology of chlamydial infection. APMIS 103: 769–796
75. Weiss SM, Boblin PM, Gaydos CA et al. (1996) Failure to detect chlamydia pneumoniae in coronary atheromas of patients undergoing atherectomy. J Infect Dis 173: 957–962
76. Yarnell JWG, Baker IA, Sweetnam PM et al. (1991) Fibrinogen, viscosity, and white blood cell count are major risk factors for ischemic heart disease. The Caerphilly and Speedwell Heart Disease Studies. Circulation 83: 836–844
77. Zalokar JB, Richard JL, Claude JR (1981) Leukocyte count, smoking, and myocardial infarction. N Eng J Med 304: 465–468
78. Zeiher AM (1996) Endothelial vasodilatory dysfunction: pathogenetic link to myocardial ischaemia or epiphenomenon? Lancet 348 (Suppl 1): 10–12

KAPITEL 7

Lipidsenker und Reokklusionsprophylaxe

F. HEINRICH

Einleitung

Seit Jahrzehnten ist bekannt, daß die Erhöhung der Blutfettwerte, insbesondere des Cholesterins und v. a. seines LDL-Anteils, mit kardiovaskulären Erkrankungen assoziiert ist. Die medikamentöse Senkung erhöhter Blutfettwerte führt, wie zahlreiche Studien zeigten, zu einer deutlichen Reduktion kardiovaskulärer Ereignisse. Deshalb darf die Hyperlipidämie nicht mehr nur als Risikoindikator, sondern muß vielmehr als gesicherter pathogenetischer Risikofaktor angesehen werden. Da nahezu 90 % der kardialen Ereignisse (frischer Herzinfarkt, Rezidivinfarkt) auf thrombotischen Vorgängen in vorgeschädigten Gefäßen beruhen, konnte geschlossen werden, daß die Lipidsenker ihre günstige Wirkung z. T. über antithrombotische Mechanismen entfalten. Diese Wege konnten inzwischen näher erforscht werden.

Einteilung und Wirkungsmechanismus

Zu den Lipidsenkern werden die in Tabelle 1 zusammengestellten Substanzgruppen gerechnet.

Tabelle 1. Lipidsenker

Nikotinsäure/-derivate	Acipimox Inositolnicotinat 3-Pyridylmethanol Tocopherolnicotinat Xantinolnicotinat
Resine	Cholestyramin Colestipol
Fibrate	Bezafibrat Clofibrat Etofibrat, Etofyllinfibrat Fenofibrat (mikronisiert) Gemfibrozil
(in Deutschland nicht mehr im Handel)	*(Probucol)*
Statine CSE-Hemmer	Atorvastatin Cerivastatin Fluvastatin Pravastatin Lovastatin Simvastatin

Zu ihrem lipidsenkenden Wirkungsmechanismus ist folgendes bekannt:

- Die ***Nikotinsäure*** und ihre Derivate führen zu einer Lipolyse im Fettgewebe, einer Senkung freier Fettsäuren im Plasma mit verringertem Angebot von Fettsäuren an die Leber und zu einer daraus folgenden Reduktion der Bildung von VLDL-Partikeln.
- Die ***Resine*** binden als Austauscherharze die Gallensäuren und damit das Cholesterin auf ihrem enterohepatischen Kreislauf.
- Die ***Fibrate*** greifen am intrazellulären Transkriptionsfaktor (PPA-Ra) an und aktivieren die Lipoproteinlipase; sie hemmen die Synthese bzw. steigern den Abbau der VLDL-Triglyzeride bzw. triglyzeridhaltiger Partikel in der Peripherie [57] und fördern den Einbau von Cholesterin in die HDL in der Leber.
- Das ***Probucol*** (früher als *Lurselle* im Handel) hat über die Senkung erhöhter Cholesterinwerte hinaus auch die Bildung atherogener Schaumzellen gehemmt, allerdings als einziger Lipidsenker auch das HDL-Cholesterin vermindert. Wegen möglicher Verlängerung der QT-Zeit im EKG wurde es in Deutschland aus dem Handel gezogen.
- Die ***Statine*** unterbrechen über eine reversible kompetitive Hemmung der 3-Hydroxy-3-Methylglutaryl-Coenzym-A-Reduktase die Bildung von Mevalonsäure, einer Vorstufe des Cholesterins; sie werden daher auch als HMGCoA-Reduktasehemmer bzw. als CSE-Hemmer bezeichnet. Nach neueren Erkenntnissen, die wir dem Nobelpreisträger M.S. BROWN zu verdanken haben [9], kommt dabei dem SREBP („*S*terol *R*egulatory *E*lement *B*inding *P*rotein") eine Schlüsselfunktion zu. Dieses aktiviert das Gen für die Synthese des HMGCoA und reguliert über den LDL-Rezeptor die Aufnahme von LDL-Cholesterin aus dem Blut auf folgende Weise: Bei hohem Cholesteringehalt der Zelle bleibt das SREBP an der Membran des endoplasmatischen Retikulums gebunden; bei niedrigem Cholesteringehalt setzen Proteasen die aminoterminale Hälfte, die aktive Form des SREBP frei, die sich im Zellkern an das cholesterinregulierende Element bindet, was zu einer Transkription von mRNA für den LDL-Rezeptor führt.

Beeinflussung der Serumlipide

- Das ***LDL-Cholesterin*** kann durch die Statine um 15–60 %, durch die Resine um 10–30 %, durch Fibrate oder Nikotinsäurederivate um maximal 25 % gesenkt werden (Tabelle 2).
- Die ***Triglyzeride*** werden am deutlichsten (bis zu 53 %) durch Fibrate, weniger stark durch die Statine und Nikotinsäurederivate gesenkt, während die Resine darauf keinen Einfluß haben oder sogar einen geringen Anstieg bewirken.
- Das ***HDL-Cholesterin*** erfährt durch alle Lipidsenker einen Anstieg, der bis zu 35 % erreichen kann; lediglich Probucol führte auch zu einer Verminderung des HDL-Cholesterins.

In der CURVES-Studie [25, 26] wurde die dosisabhängige Senkung des LDL-Cholesterins für 5 Statine untersucht: sie alle führen während 8wöchiger Behandlung zu einer Senkung des HDL-Cholesterins, am deutlichsten das Atorvastatin bei mg-äquivalenter Dosierung (Abb. 1).

Tabelle 2. Ausmaß der Lipidsenkung durch medikamentöse Behandlung. (Nach [49])

Medikament	Dosis [mg/Tag]	LDL-Cholesterin	Triglyzeride	HDL-Cholesterin
Statine				
Fluvastatin	20–80			
Lovastatin	10–80	15–40 % Reduktion	10–20 % Reduktion	2–12 % Anstieg
Pravastatin	10–40			
Simvastatin	5–40			
Atorvastatin	5–80	20–60 % Reduktion	25–45 % Reduktion	9–12 % Anstieg
Resine				
Colestipol	4.000–8.000	10–30 % Reduktion	Unverändert oder 5–10 % *Anstieg*	3–5 % Anstieg
Cholestyramin				
Fibrate				
Gemfibrozil	1200	10–15 % Reduktion, aber 10–15 % Anstieg „with high trigs“	30–50 % Reduktion	15–25 % Anstieg
Fenofibrate	200	25 % Reduktion	45–55 % Reduktion	13–15 % Anstieg
Niacin	1000–4000	10–25 % Reduktion	20–30 % Reduktion.	10–35 % Anstieg

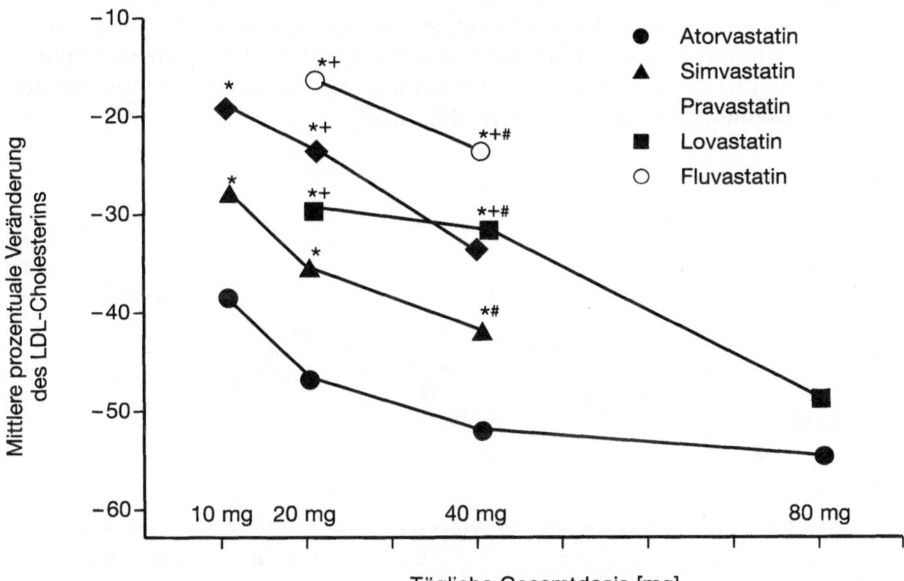

Abb 1. Prozentuale Senkung des LDL-Cholesterins nach 8wöchiger Behandlung mit Atorvastatin, Simvastatin, Pravastatin, Lovastatin und Fluvastatin. (Nach [25]) * p<0,01 im Vergleich zu Atorvastatin bei mg-äquivalenter Dosierung; + p<0,02 im Vergleich zu 10 mg Atorvastatin; # p<0,01 im Vergleich zu 20 mg Atorvastatin

CURVES-Studie (nach [25])

- *Design:* multizentrisch, randomisiert, offen, mit parallelen Gruppen über 8 Wochen
- *Ziel:* Vergleich der Dosis-Wirkungs-Beziehung von 5 HMGCoA-Reduktasehemmern (Atorvastatin, n=145; Fluvastatin, n=24; Lovastatin, n=43, Pravastatin, n=90, Simvastatin, n=180)
- 534 Patienten mit LDL ≥160 mg/dl und Triglyzeriden ≤400 mg/dl
- *Primärer Endpunkt:* mittlere prozentuale Veränderung des LDL-Cholesterins im Plasma gegenüber Ausgangswert; Therapieabbruch bei 16 Patienten [3%], Intention-to treat-Analyse bei 522 Patienten

Beeinflussung kardiovaskulärer Ereignisse

Aus mehreren großen randomisierten Studien mit Einschluß von insgesamt 30.817 (bzw. 37.022) Patienten, die eines der Statine im Vergleich mit Placebo erhalten hatten, ergab sich über eine Senkung des LDL-Cholesterins von 25–36 bzw. 60% hinaus eine prozentual mindestens ebenso günstige Beeinflussung klinischer Zielparameter (Tabellen 3a und 3b; Abb. 2). Das gilt sowohl für die Sekundärprophylaxe (3 Studien) als auch für die Primärprophylaxe (2 Studien). Diese Erkenntnis legte den Gedanken nahe, daß über den reinen cholesterinsenkenden Effekt hinaus noch andere Wirkmechanismen vorliegen müßten. Eine wesentliche Minderung des Stenosegrades der Koronararterien konnte in entsprechenden angiographischen Untersuchungen nicht nachgewiesen werden (Tabelle 4). Belege für eine antiischämische Wirksamkeit der Senkung des LDL-Cholesterins ergaben sich hingegen sowohl bei Untersuchungen mit der Positronenemissionstomographie [21] als auch bei der Untersuchung von Inzidenz und Ausmaß der ST-Streckensenkung im 48-h-Langzeit-EKG [1, 62].

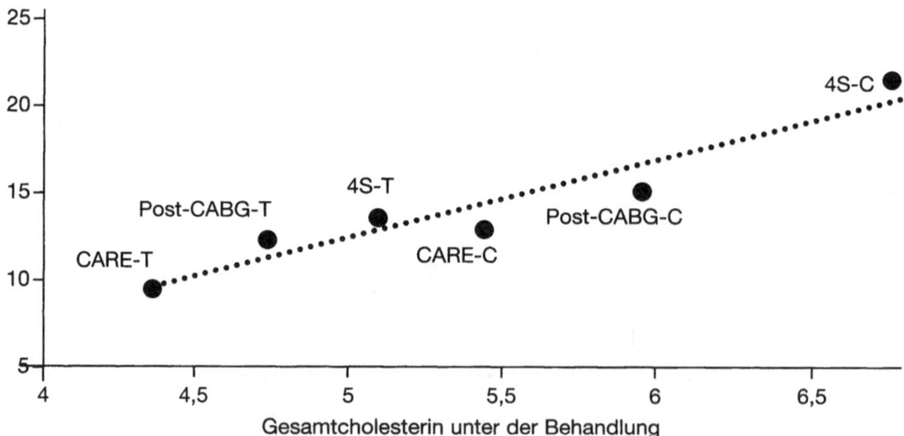

Abb 2. Zusammenhang zwischen gemessenem Gesamtcholesterin und der Häufigkeit kardiovaskulärer Ereignisse. (Nach [68]) *C* Plazebogruppe; *T* Therapiegruppe; *4 S* Scandinavian Simvastatin Survival Study; *CARE* Cholesterol and Recurrent Events Trial; *CABG* Bypass (Post-CABG-Studie betreffend); *CV* kardiovaskulär

Tabelle 3a. Beeinflussung des LDL-Cholesterins und klinischer Parameter durch HMGCoA-Reduktasehemmer (Statine) in randomisiert durchgeführten Studien. (Mod. nach [37])

Studie Jahr	S/P	Teilnehmer (n)	Substanz	Dosis [mg]	Titr.	LDL-Cholesterin [mg/dl]			Klinischer Zielparameter	
						Zu Beginn	Studienende	% Reduktion		Änderung (%)
4 S 1994	S	4444	Simvastatin	20	+	188	122	–35	Gesamtmortalität, koronare Todesfälle	–30 –42
CARE 1996	S	4159	Pravastatin	40	O	139	97	–32	Tödliche kardiovaskuläre Ereignisse, nichttödliche Herzinfarkte	–24
WOSCOP 1995	P	6595	Pravastatin	40	O	192	142	–26	Tödliche und nichttödliche Erstinfarkte	–31
LIPID 1995	S	9014	Pravastatin	40	O	150	112	–25	Koronarletalität, Abbruch aus ethischen Gründen!	–24
AFCAPS/TexCAPS 1998	P	6605	Lovastatin	20	+	156	114	–27	Plötzlicher Herztod, Herzinfarkt, instabile Angina pectoris	–36

P Primärprophylaxe, *S* Sekundärprophylaxe, *Titr.* Titration der Behandlungsdosis, abhängig von den gemessenen Cholesterinwerten; *O* ohne Veränderung; Zielwert bei 4 S: Gesamtcholesterin <200, bei AFCAPS: LDL-Cholesterin <110 mg/dl.

Tabelle 3b. Beeinflussung der LDL-Cholesterinwerte und der kardiovaskulären Ereignisse durch HMGCoA-Reduktasehemmer (Statine). (Nach [48])

Klinische Trials (n)	Dosierung (Trials) [mg/dl]	Patienten (n)	Ausgangswerte des LDL-Cholesterins [mmol/l]	Behandlungswerte unter LDL-Cholesterin [mmol/l]	Reduktion der LDL-Cholesterinwerte %	Reduktion vaskulärer Ereignisse %
Gesamt: 15	20–80	37022				
Lovastatin: 5 Pravastatin: 8 Simvastatin: 2	20 (2) 20–40 (5) 40 (5) 40–80 (1) 80 (2)	151–9014	3,59–4,97	2,40–3,67	25–60	12–92

Tabelle 4. Beeinflussung angiographischer Befunde durch HMGCoA-Reduktasehemmer (Statine). (Mod. nach [37])

Studie (n)	Patienten Statin	Statin	Dauer (Jahre)	Veränderungen von LDL-Cholesterin [%]	Veränderungen von Stenosegrad [%]	Verminderung der klinischen Erscheinungen
MARS	270	Lova-	2	−38	+1,6	n.s.
CCAIT	331	Lova-	2	−29	+1	Trend zur Verminderung
					MLD: −0,05	n.s.
HARP	79	Lova-	2,5	−41	MLD: −0,14	n.s.
MAAS	381	Simva-	4	−31	MLD: +0,08	n.s.
PLAC 1	408	Prava-	3	−28	MLD: −0,02	60 % Reduktion von Myokardinfarkt
REGRESS	885	Prava-	2	−23	MOD: −0,04	42 % Reduktion kardialer Ereignisse
CARS	90	Prava-	2	−18	Progression gering (nicht quantifiziert)	n.s.
CIS	254	Simva-	4	−35	MLD: −0,02	n.s.
LCAS	429	Fluva-	2,5	−24	MLD: −0,03	Trend zur Verminderung n.s.

MLD Minimal lumen diameter (mm); *MOD* Minimal obstruction diameter (mm).

Pathogenetische Mechanismen an der instabilen Plaque und deren Beeinflussung mit Statinen

Die ***Zusammensetzung der Plaque*** – d. h. der Plaquetyp und nicht ihr Ausmaß, d. h. der Stenosegrad – hat sich als wichtige Determinante für die Entwicklung eines thrombusvermittelten akuten Koronarsyndroms erwiesen. Als hauptsächliche ***intrinsische*** Faktoren werden die Größe und Konsistenz des lipidreichen atheromatösen Kerns, die Dicke der fibrösen Kapsel und das Ausmaß entzündlicher

Veränderungen in ihr angesehen. Als ***extrinsische*** Faktoren, die eine Ruptur begünstigen oder auslösen, gelten erhöhter Blutdruck und Druckanstiegsgeschwindigkeit, Herzfrequenz, Scherkräfte und Koronartonus im Gefolge körperlicher oder emotionaler Belastungen mit Sympathikotonie.

Die ***Endothelzelle*** steht im Mittelpunkt des Interesses: unter normalen Bedingungen produziert sie vasodilatatorisch wirksames Prostazyklin und NO. Letzteres, identisch mit dem EDRF („*e*ndothelial-*d*erived *r*elaxing *f*actor"), vermittelt synergistisch mit anderen Faktoren die Gefäßwandrelaxation, reguliert die Thrombozytenfunktion, fördert die Auflösung von Thrombozytenaggregaten und inhibiert die Thrombozyten-Leukozyten-Interaktion. Bei Hypercholesterinämie (und in anderen Situationen) kommt es zur vermehrten Konversion von NO zu Peroxynitrat ($ONOO^-$); die Endothelzelle erzeugt dann vasokonstriktorisches Thromboxan, Prostaglandin A_2 und Endothelin, aktiviert die Konversion von Angiotensin I zu Angiotensin II und produziert Wachstumsfaktoren.

Die Statine bewirken über verschiedene ***antiatheromatöse und antithrombotische Mechanismen*** eine günstige Beeinflussung dieser Vorgänge an der instabilen Plaque.

Mögliche Wirkmechanismen der Statine an der Plaque, die über die Lipidsenkung hinausgehen (nach [48])

- Normalisierung des Endothels
- Antientzündliche Effekte
- Entleerung und physikochemische Stabilisierung des Lipidkerns der Plaque
- Verstärkung der fibrösen Abdeckung
- Hemmung der Bildung und Ablagerung von Thrombozytenthromben
- Verminderung der thrombogenen Antwort

Die Statine führen also zu einer Verringerung der subendothelialen Cholesterindepots und normalisieren die pathologischen Vorgänge an der Endothelzelle. Dabei werden die einzelnen Komponenten der an und in der Endothelzelle bzw. subendothelial ablaufenden Veränderungen von den einzelnen Statinen, soweit man bisher weiß [4], durchaus unterschiedlich beeinflußt (Tabelle 5).

So wird beispielsweise die Proliferation von glatten Muskelzellen durch Atorvastatin gebremst, der Fibrinogengehalt des Blutes hingegen gesteigert; letzterer wird von Pravastatin gesenkt. Lovastatin erhöht das Lipoprotein A, Pravastatin und Simvastatin senken es. Statine vermindern den Thrombin-Antithrombin-Komplex und den Antiplasmin-Plasmin-Komplex signifikant [7a]. Besonders wichtig erscheint die Senkung des thrombogenen Potentials durch Beeinflussung der Thrombozyten, wie sie besonders eindrucksvoll für Pravastatin nachgewiesen werden konnte [31].

Patienten der CARE-Studie mit erhöhten Werten für ***Entzündungsmarker*** (C-reaktives Protein und Serumamyloid A) erlitten – unabhängig von den Lipidwerten – 2,8mal häufiger Herzinfarkte als jene ohne erhöhte Werte. Durch Pravastatin konnte in der Gruppe mit den hohen Entzündungsmarkern eine Risikoreduktion um 54% erreicht werden, in der Gruppe mit normalen Markern nur um 25%. Das deutet auf entzündungshemmende Wirkmechanismen der Statine hin [51a].

Tabelle 5. Mögliche Wirkmechanismen der HMGCoA-Reduktasehemmer (Statine) mit Einfluß auf Plaquestabilisierung und Thrombose. (Nach [48])

Statin/ Mechanismus	Ator-vastatin	Ceri-vastatin	Flu-vastatin	Lo-vastatin	Pra-vastatin	Sim-vastatin
Antiathero-sklerotisch						
Endothel-dilatation				A	A	A, S, O
Anhäufung von Cholesterin in Makrophagen				S	S	S
Resistenz gegen LDL-Oxidation				A	A	A
Kapazität der Gewebs-antioxidanzien				S		S, O
Proliferation von glatten Muskelzellen	S	S	S	S	O	S
Antithrombotisch						
Tissuefaktor					O	S
TFPI						S
Thrombozyten-aggrgation/ -ablagerung				A, S, O	S, O	S, O
Fibrinogen	A			A, S, O	S, O	O
Blutviskosität				A	S	O
Plasmaviskosität				S, O	S	O
PAI-1	A		A	A	S	A
Lipoprotein A			O	S	A	A

A Anstieg, *S* Sinken, *O* ohne Veränderung.

Auch die ***Vasomotion***, d.h. die maximale vasokonstriktorische Reaktion auf die intrakoronare Applikation von Azetylcholin, wird durch Senkung des Serumcholesterins günstig beeinflußt [33]. In analoger Weise erfolgt eine Verbesserung der vasodilatatorischen Kapazität der Widerstandsgefäße des Unterarms [54].

Folgendes Fazit läßt sich ziehen: Erhöhtes LDL-Cholesterin führt an der atheromatösen Plaque zur Instabilität mit erhöhter Rupturgefahr und begünstigt dadurch die Okklusion bzw. Reokklusion. Für diese Vorgänge, die man in vivo nicht direkt messen kann, stellt die Hypercholesterinämie einen Risikoindikator dar. Die Statine können diese Vorgänge an der instabilen Plaque über eine reine Lipidsenkung hinaus günstig beeinflussen.

Wirkung der Statine in klinischen Subgruppen [37]

Ob ***Frauen*** mit Hypercholesterinämie mehr profitieren als Männer, ist noch unklar. Bei ***Kindern*** sollten vor der Pubertät Statine nicht eingesetzt werden. Im

Tabelle 6. Risikoreduktion kardiovaskulärer Ereignisse bei Diabetikern unter der Wirkung von HMGCoA-Reduktasehemmern in großen Interventionsstudien. (Mod. nach [37])

Studie	Patienten gesamt n	Diabetiker n (%)	Triglyzerid-grenzwert [mg/dl]	Risikoreduktion[a] (%) Gesamtkollektiv	Diabetiker
AFCAPS	6605	132 (2)		36	43
CARE	4159	603 (14)	<350	24	25
LIPID	9014	777 (9)	<445	24	?
4 S	4444	201 (5)	<220	36	43

[a] Jeweils auf den primären Endpunkt bezogen.

Alter ist der effektive therapeutische Nutzen höher. Zwar ist die relative Risikoreduktion für die kardiovaskuläre Mortalität im Alter >65 Jahre gleich jener im Alter <65 Jahre. Da die absolute Zahl an klinischen Ereignissen im Alter >65 Jahre jedoch 3fach höher ist, wirkt sich der günstige Effekt der Statine im Alter auf eine absolut gesehen größere Zahl von Patienten aus.

Diabetiker (Tabelle 6) mit isolierter Hypercholesterinämie und/oder guter Stoffwechseleinstellung (und nur solche wurden bisher in die größeren Studien einbezogen (1713/24.222, d.h. 7%) profitieren von dieser Therapie überdurchschnittlich [60]. Auch mit Fibraten konnte in der Helsinki-Heart-Studie bei 135 Diabetikern während 5jähriger Behandlung primärpräventiv die Rate kardiovaskulärer Ereignisse von 10,5% auf 3,4% gesenkt werden [22, 28]. Bei Patienten mit ***Niereninsuffizienz*** ist die Therapie sicher und effizient. Auf einschleichende Dosierung und engmaschige Kontrollen muß allerdings geachtet werden.

Einfluß der Statine auf das Ergebnis interventioneller Therapiemaßnahmen

In ***koronaren Bypassgefäßen*** wird die Progression der Arteriosklerose durch Lovastatin signifikant verlangsamt; auch die Entwicklung einer ***Transplantatvaskulopathie*** kann durch Pravastatin und Simvastatin wesentlich vermindert werden. Die nach Herz-, Leber- oder Nierentransplantation bei 60- bis 80% der Empfänger auftretenden Lipidstoffwechselstörungen, die im wesentlichen durch Kortikosteroide, Ciclosporin, Tacrolimus (*Prograf*), aber auch durch Ernährungsumstelllung verursacht sind und zur raschen Entwicklung einer Atherosklerose führen können, lassen sich durch Statine günstig beeinflussen; diese entfalten darüber hinaus eine antiproliferative und immunsuppressive Wirkung, welche die Aktivierung der Lymphozyten und der Monozyten-Makrophagen hemmt [23a, 27a, 38]. Beim Einsatz der Statine in dieser Indikation muß allerdings besonders auf eine eventuelle Interaktion mit Ciclosporin geachtet werden.

Hingegen ließ sich die Rate der Restenosen nach PTCA durch Fluvastatin nicht wesentlich reduzieren [56]. In einer Subgruppenanalyse der REGRESS-Studie wurde allerdings kürzlich [37a] eine Verminderung der Zahl der Restenosen nach PTCA mit 40 mg Pravastatin täglich über 2 Jahre gegenüber Placebo (7% vs. 29%) nachgewiesen.

Die AVERT-Studie [3], deren erste Ergebnisse im November 1998 in Dallas/Texas auf dem 71. Kongreß der American Heart Association vorgestellt wurden, verglich randomisiert bei insgesamt 341 Patienten aus 37 Zentren mit stabiler koronarer Herzkrankheit (Ein- bzw. Zweigefäßerkrankung) den klinischen Effekt einer aggressiven Lipidsenkung (80 mg Atorvastatin täglich) mit den Ergebnissen einer ***Angioplastie***.

Unter Atorvastatin konnten die LDL-Werte auf durchschnittlich 77 mg/dl gesenkt werden, in der Gruppe der revaskularisierten Patienten, von denen 71% ebenfalls CSE-Hemmer – allerdings in nichtaggressiver Dosierung – erhalten hatten, auf 119 mg/dl. In der Atorvastatingruppe traten 36% weniger ischämische Ereignisse auf als in der Angioplastiegruppe (p=0,048). Die Zeit bis zum Auftreten des ersten ischämischen Ereignisses war unter Atorvastatin signifikant länger als nach der Angioplastie (p=0,027).

Pharmakologische Eigenschaften der Lipidsenker

Die chemische Strukturformel der einzelnen Statine ist erwartungsgemäß sehr ähnlich [2]; bei den einzelnen Fibraten unterscheiden sie sich deutlicher voneinander [57].

Der erste Vertreter der Statine, das Lovastatin, wurde mikrobiologisch aus Aspergillus terreus gewonnen, Pravastatin und Simvastatin wurden daraus chemisch modifiziert; Fluvastatin, Atorvastatin und Cerivastatin werden rein synthetisch hergestellt.

In den pharmakologischen Eigenschaften [2, 32, 65] bestehen gewisse Unterschiede (Tabelle 7). Auch die Abbauwege unterscheiden sich [18]. Daraus resultieren Möglichkeiten zur Interferenz mit anderen Medikamenten (Tabelle 8), wofür das Cytochrom-P-450-System das Schlüsselenzym darstellt. Auf der gleichen Basis beruht die deutliche Steigerung der Bioverfügbarkeit von Lovastatin und Simvastatin bei gleichzeitiger Einnahme mit Grapefruitsaft [18a]. Itraconazol (*Sempera*) führt zum 17fachen Anstieg der Simvastatin- und 13fachem Anstieg der Lovastatinspitzenkonzentration [18].

Tabelle 7. Pharmakologische Daten für HMGCoA-Reduktasehemmer (Statine). (Mod. nach [39])

Statine	Lipo-/hydrophil	Resorptionsquote (%)	Eiweißbindung (%)	Ausscheidung [%] – biliär	– renal	Bioverfügbarkeit [%]	Nachweis im Blut [%]	Plasmahalbwertszeit [h]
Atorvastatin	L		98	98	<2	12		14
Cerivastatin	H	ca. 100	99	70	30	60		2–3
Fluvastatin	H	90–98	>99	95	5			1,2
Lovastatin	L	30	95	70–90	10–30		ca. 5	3
Pravastatin	H	35	43–50	40–80	20–60			3
Simvastatin	L	60–85	95–98	60–70	30–40	5		1,9

Tabelle 8. HMGCoA-Reduktasehemmer (Statine) und Interferenzen mit anderen Medikamenten. (Mod. nach [39])

Statine	Erhöhte Digoxin-konzentration bei Kombination mit Digoxin	Beeinflussung der Proteinbindung von Warfarin	Erhöhte Myopathie-gefahr bei gleich-zeitiger Einnahme von:	Bei Kombination mit Resinen (Colestipol, Cholestyramin)
Atorvastatin	+	+	Ciclosporin	– die Statine 4 h vorher einnehmen
Cerivastatin		–	Erythromycin	dto.
Fluvastatin		–	Gemfibrozil	dto.
Lovastatin		+	Mibefradil	dto.
Pravastatin	+	–	Nikotinsäure	dto.
Simvastatin	+	+		

+ nachgewiesener Effekt; – nicht nachzuweisender Effekt.

Praktische Zielsetzungen

Die Behandlungziele der lipidsenkenden Therapie hängen von der Höhe des ***Risikos für eine koronare Herzkrankheit*** ab, das wesentlich auch von den anderen sog. Risikofaktoren und der familiären KHK-Belastung bestimmt wird. Dabei unterscheiden sich die Empfehlungen aus den USA [69] und Deutschland [29] nicht wesentlich voneinander (Tabellen 9a und 9b). Außer dem Cholesterin und dem Verhältnis LDL/HDL-Cholesterin müssen auch die Triglyzeride Berücksichtigung finden, was die Wahl der lipidsenkenden Stoffklasse beeinflußt (Tabelle 10).

Tabelle 9a. Richtlinien des US Public Health Service für die Risikoeinschätzung kardiovaskulärer Ereignisse und für die Therapie der Hypercholesterinämie. (Nach [69])

Risikogruppe	Familiäre kardiovaskuläre Belastung	Kardiovaskuläre Risikofaktoren	Risiko einschätzung	Zielwert für LDL-Cholesterin [mg/dl]
Männer <35 Jahre	Ø	Ø	Gering	<220
Frauen vor Menopause	dto.	dto.		
Männer <35 Jahre	+	Ø	Gering	<190
Frauen vor Menopause	Ø	Diabetes		
Männer >35 Jahre	Ø	Ø	Gering	<160
Frauen nach Menopause	dto.	dto.		
Kardiovaskulär gesunde Personen	+ und/oder >2		Mäßig erhöht	<130
Patienten	Manifeste koronare Herzkrankheit		Stark erhöht	<100

Abschwächung des Risikos bei HDL-Cholesterin >60 mg/dl.

Tabelle 9b. Angestrebte Werte des LDL-Cholesterins in der Primär- und Sekundärprävention der koronaren Herzkrankheit (KHK)

Risiko	Patientencharakteristik	LDL-Cholesterin-Wert [mg/dl]
Leicht erhöht	Geringes Risiko	<190
Mäßig erhöht	1 weiterer Risikofaktor	<160
Hoch	>1 weiterer Risikofaktor	<130
Sehr hoch	Manifeste KHK, Zustand nach Herzinfarkt	<100

Tabelle 10. Lipidtherapie bei koronarer Herzkrankheit. (Nach [5])

Klassifikation der Hyperlipidämie	Hypercholesterinämie (LDL-Cholesterin erhöht)	Gemischte Hyperlipidämie (LDL-Cholesterin erhöht, Triglyzeride erhöht)	Hypertriglyzeridämie (Triglyzeride erhöht)
Zielwerte	LDL-Cholesterin <100 mg/dl	LDL-Cholesterin <100 mg/dl Triglyzeride <200 mg/dl (bei Diabetes mellitus <150 mg/dl)	Triglyzeride <200 mg/dl (bei Diabetes mellitus <150 mg/dl)
Medikamenten-auswahl	HMG-CoA-Reduktase-hemmer Gallensäureaustauscher-harze (Resine)	HMG-CoA-Reduktasehemmer	
	Fibrate Kombination von HMG-CoA-Reduktasehemmern + Gallensäure-austauscherharzen (Resinen)	Fibrate Nikotinsäure	Fibrate

Tabelle 11a. In Deutschland zugelassene CSE-Hemmer (Mod. nach [39])

Präparatename	Firma	Handelsname	Empfohlene Anfangsdosis	Zugelassene Dosis
Atorvastatin	Gödecke AG	Sortis	10 mg	10–80 mg
Cerivastatin	Bayer Vital	Lipobay	0,1 mg	0,1–0,3 mg
	Fournier Pharma	Zenas	–	–
Fluvastatin	Astra	Cranoc	40 mg	20–80 mg
	Novartis	Locol		
Lovastatin	MSD	Mevinacor	20–40 mg	10–80 mg
Pravastatin	Schwarz Pharma	Liprevil	10 mg	5–40 mg
	Sankyo	Mevalotin		–
	Bristol-Myers, Squibb	Pravasin	–	
Simvastatin	Boehringer, Ingelheim	Denan	10 mg	5–40 mg
	Dieckmann	Zocor	–	–

Die in Deutschland zugelassenen CSE-Hemmer und die durch ihren Einsatz dosisabhägig erreichbare Senkung des LDL-Cholesterins sind in den Tabellen 11a und 11b, die Fibrate in Tabelle 12 zusammengestellt.

Wichtige ***Nebenerscheinungen*** sind zu beachten (Tabelle 13), wobei diese größtenteils auf das Absinken der Mevalonatkonzentration zurückzuführen sind [18].

Tabelle 11b. Prozentuale Senkung des LDL-Cholesterins (%) durch die einzelnen HMGCoA-Reduktasehemmer (Statine) bei Patienten mit primärer Hypercholesterinämie. (Mod. nach [39])

Statine	Dosierung [mg]					
(gesamt)	0,3	5	10	20	40	80
Atorvastatin			35–38	46	51	54
Cerivastatin	29					
Fluvastatin				17	23–24 (30*)	30–33
Lovastatin				24–30	31–39	39–40 (48*)
Pravastatin			17–25	21–31	26–34	
Simvastatin		23	27–33	34–40	38–43	

Tabelle 12. In Deutschland zugelassene Fibrate (Auswahl I und II, gemäß *Roter Liste 1998*)

Präparatename	Firma	Handelsname	[mg]	Tägliche Dosis	Preis/ 100 Tagesdosen [DM]
Auswahl I					
Bezafibrat	Azupharma	Azufibrat	200	3mal 1	128,40
		Azufibrat retard	400	1mal 1	78,65
	Hennig	Befibrat	200	3mal 1	102,42
		Befibrat retard	400	1mal 1	78,82
	Heumann	Bezafibrat	200	3mal 1	140,70
		Bezafibrat retard	400	1mal 1	86,51
	Synthelabo	Beza-Lande	200	3mal 1	109,53
		Beza-Lande 300	300	2mal 1	110,76
	Boehringer	Cedur	200	3mal 1	171,96
		Cedur retard	400	1mal 1	126,89
	durachemie	durabezur retard	400	1mal 1	92,44
	Berlin-Chemie	Regadrin B	200	3mal 1	109,53
		Regadrin B retard	400	1mal 1	107,18
	Merckle	Sklerofibrat	200	3mal 1	88,80
Auswahl II					
Clofibrat	Zeneca	Regelan N 500	500	3- bis 4mal 1	139,53–186,04
Etofibrat	Merz & Co.	Lipo-Merz-retard	500	1- bis 2mal 1	163,89–327,78
Etofyllinfibrat	Merck	Duolip	500	1mal 1	150,90
	dura	durafenat	100	2- bis 3mal 1	92,40–138,60
		durafenat retard	250	1mal 1	89,50
	Fournier Pharma	Lipanthyl	100	3mal 1	154,17
		Lipanthyl retard	250	1mal 1	146,92
		Lipidil	200	1mal 1	181,08
Fenofibrat mikronisiert	Knoll	Normalip pro	200	1mal 1	176,47
Gemfibrozil	Parke-Davis	Gevilon	450	1mal 2	148,08
		Gevilon Uno	900	1mal 1	163,89

Erhöhte Myopathiegefahr besteht bei gleichzeitiger Einnahme von Statinen und Ciclosporin, Gemfibrozil, Nikotinsäure, Erythromycin und Mibefradil. Bei Kombination mit Atorvastatin, Pravastatin und Simvastatin kann die Digoxinkonzentration ansteigen.

Durch Atorvastatin, Lovastatin und Simvastatin wird die Proteinbindung von Warfarin beeinflußt, nicht jedoch bei Kombination mit Cerivastatin, Fluvastatin und Pravastatin (s. Tabelle 8). Lovastatin und Simvastatin verstärken die antikoa-

Tabelle 13. Nebenwirkungen der lipidsenkenden Medikamente. (Nach [37])

Medikamentenklasse	Wichtige Nebenwirkungen und Interaktionen
HMGCoA-Reduktase-Hemmer	Dosisabhängig Anstieg der Transaminasen, bei 1 % >3fach normal Geringer CPK-Anstieg, bei ca. 0,2 % bis 10fach normal Symptomatische Myopathien
Fibrate	Dosisreduktion erforderlich bei Niereninsuffizienz, gastrointestinale Beschwerden, Erhöhung der Leberenzyme, Myositis, Impotenz, Interferenz mit anderen Lipidsenkern und Antikoagulanzien!
Colestipol, Cholestyramin	Obstipation; gastrointestinale Beschwerden, daher einschleichende Dosierung zu empfehlen; Interaktion mit anderen Medikamenten beachten!

Tabelle 14. Tagestherapiekosten (in DM) der einzelnen HMGCoA-Reduktasehemmer (Statine) in Abhängigkeit von der Dosierung (N3, *Rote Liste 1998;* mod. nach [39])

Statine	Dosierung [mg] 0,1 Kosten [DM]	0,2	0,3	5	10	20	40	80
Atorvastatin	–	–	–	–	2,39	3,64	7,28	14,56
Cerivastatin	1,75	2,23	2,63	–	–	–	–	–
Fluvastatin	–	–	–	–	–	1,42	1,99	3,99
Lovastatin	–	–	–	–	1,65	2,39	3,64	7,28
Pravastatin	–	–	–	1,19	2,16	3,28	6,55	–
Simvastatin	–	–	–	1,65	2,39	3,64	5,32	–

gulatorische Wirkung des Phenprocoumons mittelgradig durch Verdrängung des Antikoagulans aus der Plasmaproteinbindung und durch Störung der Metabolisierung infolge Hemmung von Cytochrom P 450 [19].

Befürchtungen, daß ein zu niedriges Serumcholesterin das Leben verkürze, sind unberechtigt: ein niedriger Serumcholesterinwert ist zwar mit lebensverkürzenden Krankheiten assoziiert, ist aber als Folge, nicht als deren Ursache anzusehen [12].

Bei der Betrachtung der ***Kosten*** (Tabelle 14) dürfen nicht einfach die Preise der Statine gewichtsbezogen miteinander verglichen werden; vielmehr muß die unterschiedlich starke Wirkung der einzelnen Statine (s. Tabelle 11b) dabei berücksichtigt werden. Aus der 4-S-Studie wurde folgende Kosten-Nutzen-Analyse errechnet [24]: für ein gerettetes Lebensjahr sind bei einem 70jährigen Mann mit einem Cholesterinwert von 309 mg/dl $ 3800, bei einer 35jährigen Frau mit einem Cholesterinwert von 213 md/dl hingegen $ 27.400 aufzubringen. Allerdings müssen bei eingehender Betrachtung der Kosten-Nutzen-Relation auch die „indirekten Kosten“, die sich aus der Vermeidung bzw. Hinausschiebung kardiovaskulärer Ereignisse ergeben, mit in die Rechnung einbezogen werden [30, 68].

Insgesamt kann jedoch die Sekundärprävention der koronaren Herzkrankheit durch Statine als kosteneffizient und daher empfehlenswert bezeichnet werden, wobei die Kosteneffizienz mit steigenden Cholesterinwerten und Vorliegen anderer Risikofaktoren zunimmt. In der Primärprävention kommen Statine aus Kostenüberlegungen nur für Hochrisikogruppen in Betracht.

Stellenwert der lipidsenkenden Therapie

Versucht man abschließend, innerhalb des Gesamtkonzepts der medikamentösen Prophylaxe und Therapie der koronaren Herzkrankheit den Stellenwert der lipidsenkenden Medikamente zu definieren, so kann man aufgrund der neuesten Erkenntnisse der klinisch-epidemiologischen und experimentellen Forschung folgendes formulieren (Abb. 3): Den Statinen kommt die Aufgabe einer Verminderung der durch intrinsische Faktoren erhöhten Plaquevulnerabilität zu, wobei antiatheromatöse und antithrombotische Mechanismen ineinander greifen. Die β-Rezeptorenblocker beeinflussen vorwiegend die extrinsischen, zur Plaqueruptur führenden Faktoren. Thrombozytenaggregationshemmer und Heparin wirken prophylaktisch, Fibrinolytika therapeutisch auf die Koronarthrombose ein.

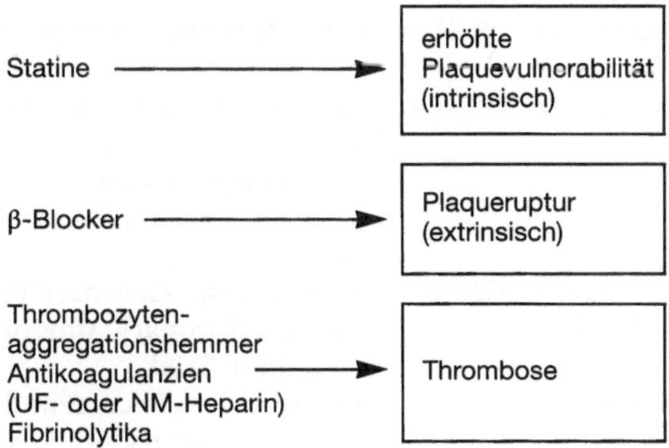

Abb 3. Beeinflussung der Veränderungen an der Plaque

Zusammenfassung

Die Hyperlipidämie führt über subendotheliale Cholesterinanhäufung und Vorgänge am und im Endothel zu einer Instabilität koronarer Plaques, deren Ruptur als wesentlicher Auslöser einer koronaren Okklusion bzw. Reokklusion angesehen wird.

Lipidsenkende Medikamente, besonders die HMGCoA-Reduktasehemmer (CSE-Hemmer, Statine), begünstigen über die – gut meßbare – Senkung der Blutfettwerte hinaus antiatheromatöse und antithrombotische Vorgänge, womit die Reduktion kardiovaskulärer Ereignisse sowohl in der Primär- wie in der Sekundärprophylaxe koronarer (Re)okklusionen gut erklärt werden kann.

Statine stellen eine wesentliche, bei vorhandenen Risikofaktoren unabdingbare Komponente in der Sekundärprophylaxe der koronaren Herzkrankheit dar. Jedes Prozent Cholesterinreduktion senkt das KHK-Risiko um 1,5 %–3,0 %, wobei das Serumcholesterin, besonders die LDL-Fraktion, als Risikoindikator gelten kann.

Auch nach koronarer Bypassoperation und nach Organtransplantationen besteht eine Therapieindikation. Eine Beeinflussung der Restenose- bzw. Reokklusionsrate nach PTCA durch Statine konnte bisher nur in kleinen Kollektiven nachgewiesen werden.

Die Anwendung der Statine ist von relativ wenigen Nebenwirkungen begleitet. Bei schwerer Hypercholesterinämie oder kombinierten Hyperlipidämien können bzw. müssen sie ggf. mit anderen lipidsenkenden Medikamenten (Resinen, Fibraten, Nikotinsäure bzw. -derivaten) kombiniert werden. Diätetische Maßnahmen stellen in jedem Fall die Basis der Therapie dar.

Bei Kombination mit anderen Medikamenten sollten ggf. Interferenzen berücksichtigt werden, die bei den einzelnen Statinen unterschiedlich ausgeprägt sein können.

Der mit Statinen zu erzielende klinische Nutzen läßt ihre Anwendung in der Sekundärprophylaxe der koronaren Herzerkrankung kostengünstig erscheinen; in der Primärprophylaxe kommen sie aus Kostengründen nur für Hochrisikogruppen in Betracht.

Akronyme von Studien, die sich mit Lipidsenkern befassen

Die Ziffern in Spalte 3 geben die Nummer im Literaturverzeichnis an.

ALERT	Assessment of Lescol in Renal Transplantation	
AVERT	Atorvastatin Versus Revascularization Treatment Study	[3]
AFCAPS/TexCAPS	Air Force/Texas Coronary Prevention Study	[15]
BECAIT	Bezafibrat Coronary Atherosclerosis Intervention Trial	[17]
CARE	Cholesterol and Recurrent Events Trial	[46, 50, 51, 51a]
CCAIT	Canadian Coronary Atherosclerosis Intervention Trial	[63]
CIS	Multicenter Coronary Intervention Study	[7]
CURVES	Comparative Dose Efficacy Study	[25, 26]
FAME	Fluvastatin Assessment of Morbi-Mortality in the Elderly	
FLARE	Fluvastatin Angiographic Restenosis Trial	[56]
FLIRT	Fluvastatin Lipid Lowering Effect in Routine Practise Conditions	[6]
FLUENT	Fluvastatin Long-Term Extension Trial	[14]
GAIN	German Atorvastatin Intracoronary Ultrasound Study	
HARP	Harvard Atherosclerosis Reversibility Project	[51]
HELSINKI HEART STUDY	Helsinki Heart Study	[28]
KAPS	Kuopio Atherosclerosis Prevention Study	[10, 52]
LAARS	LDL Apheresis Atherosclerosis Regression Study	
LCAS	Lipoprotein and Coronary Atherosclerosis Study	[23]
LIPID	Long-Term Intervention with Pravastatin in Ischemic Disease	[34, 46, 61]

LIPS	Lescol Intervention Prevention Study	
LiSA	Lescol in Severe Atherosclerosis	[47a]
MAAS	Multicenter Anti-Atheroma Study	[35]
MARS	Monitored Atherosclerosis Regression Study	[8]
MIRACL	Myocardial Ischemia Reduction with Aggressive Cholesterol Lowering Etoposid-Prednisolon	
MVP	Multivitamins and Probucol Study	
PLAC I/II	Pravastatin to Limit Atherosclerosis in the Coronary Arteries	[10, 13, 44]
PostCABG		[45]
PQRST	Probucol Quantitative Regression Swedish Trial	[59]
REGRESS	Regression Growth Evaluation Study	[10, 27]
4 S	Scandinavian Simvastatin Survival Study	[42, 47, 53]
SOLAR	Study of Lescol and Rejection	
TNT	Treat to New Targets	
WOSCOP	West of Scotland Coronary Prevent	[46, 58, 64]

Literatur

1. Andrews TC et al. (1997) Effect of cholesterol reduction on myocardial ischemia in patients with coronary artery disease. Circulation 95: 324–328
2. Appel S, Dingemanse J (1996) Clinical pharmacokinetics of fluvastatin with reference to other HMG-CoA reductase inhibitors. Drugs of today 32: 39–55
3. AVERT Study. Results of the atorvastatin versus revascularization treatment (AVERT) study: an 18 month study of aggressive lipid lowering in patients with stable coronary artery disease indicated for a catheter-based revascularization (CR). 71th Congr Am Heart Ass, 7–12 Nov Dallas, TX
4. Aviram M (1997) Jenseits des Cholesterins: die anti-atherogene Wirkung der Statine. Lipos 4: 2
5. Beil FU, Windler E (1997) Ziele und praktische Durchführung der Lipidtherapie bei koronarer Herzkrankheit. Herz 22: 134–140
6. Beil S et al. (1997) Lipidsenkende Wirkung von Fluvastatin bei Anwendung unter routinemäßigen Praxisbedingungen (FLIRT-Studie). Clin Drug Invest 14: 146–153
7. Bestehorn HP et al. (1997) The effect of simvastatin on progression of coronary artery disease. The multicenter coronar intervention study. Eur Heart J 18: 226–234

7a. Bickel C et al. (1999) Anticoagulative effect of statin medication in patients with coronary heart disease. Ann Hematol 78 (Suppl I): 13

8. Blankenhorn DH et al. (1994) Coronary angiographic changes with lovastatin therapy. The monitored atherosclerosis regression study (MARS). Ann Intern Med 119: 969–976
9. Brown MS (1996) Das Cholesterin-Signal ist identifiziert. Lipos 3: 1
10. Byington RP et al. (1995) Reduction in cardiovascular events during pravastatin therapy. Pooled analysis of clinical events of the Pravastatin Atherosclerosis Intervention Program. Circulation 92: 2419–2425
11. Cannon CP (1998) Advances in the medical management of acute coronary syndromes. Curr Opin Cardiol 13: 327–347
12. Cullen P et al. (1997) The Münster Heart Study (PROCAM). Total mortality in middle-aged men is increased at low total and LHL-cholesterol concentrations in smokers but not in nonsmokers. Circulation 96: 2128–2136
13. Crouse JRIII et al. (1995) Pravastatin, lipids, and atherosclerosis in the carotid arteries (PLAC II). Am J Cardiol 75: 455–459
14. Davidson MH (1994) Fluvastatin long-term extension trial (FLUENT): Summary of efficacy and safety. Am J Med 96 (Suppl 6A): 41S–44 S
15. Downs JR et al. (1998) Primary prevention of acute coronary artery events with lovastatin in men and women with average cholesterol levels. Results of AFCAPS/TexCAPS. J Am Med Ass 279: 1615–1622

16. Eichstädt HW et al. (1995) Improvement of myocardial perfusion by short-term fluvastatin therapy in coronary artery disease. Am J Card 76: 122A-125 A
17. Ericsson C-G et al. (1996) Angiographic assessment of effects of bezafibrate on progression of coronary artery disease in young male postinfarction patients. Lancet 347: 849–853
18. Feuring M, Wehling M (1999) Wichtige Unterschiede im Metabolismus von CSE-Hemmern. Internist 40: 235–236
18a. Fuhr U (1999) „Klinisch bedeutsame" neue Arzneimittelinteraktionen. Med Klin 94: 120–124
19. Goldinger A (1996) Therapie mit Cumarinderivaten. Teil 1: Pharmakologie und Klinik von Phenprocoumon. Teil 2: Beratung stationärer Marcumar-Patienten. Krankenhauspharmazie 17: 189–210;277–284
20. Gotto A (1996) Lipid lowering, regression and coronary events. A review of the interdisciplinary Council on Lipids and Cardiovascular Risk Intervention. 7th council meeting. Circulation 92: 646–656
21. Gould KL et al. (1995) Changes in myocardial perfusion abnormalities by positron emission tomography after long-term, intense risk factor modification. J Am Med Ass 274: 894–901
22. Gradaus F et al. (1998) Behandlung der koronaren Herzkrankheit bei Patienten mit Diabetes mellitus. Dtsch Med Wochenschr 123: 1419–1425
23. Herd JA et al. (1997) Effects of fluvastatin on coronary atherosclerosis in patients with mild to moderate cholesterol elevations (Lipoprotein and coronary atherosclerosis study [LCAS]). Am J Cardiol 80: 278–286
23a. Hölschemann H et al. (1999) Simvastatin prevents monocyte tissue factor activation in cardiac transplant recipients. Ann Hematol 78 (Suppl I): 21
24. Johannesson M et al. (1997) Cost effectiveness of simvastatin treatment to lower cholesterol levels in patients with coronary heart disease. N Engl J Med 336: 332–336
25. Jones P, Kafonek S, Laurora I, Hunninghake D (1998) Comparative dose efficacy study of atorvastatin versus simvastatin, pravastatin, lovastatin, and fluvastatin in patients with hypercholesterolemia (The CURVES study). Am J Cardiol 81: 582–587
26. Jones P. et al. (1998) Dosis-Wirkungs-Studie zum Vergleich von Atorvastatin mit Simvastatin, Pravastatin, Lovastatin und Fluvastatin bei Patienten mit Hypercholesterinämie (CURVES-Studie). Perfusion 11: 202–208
27. Jukema JW et al. (1995) Effects of lipid lowering by pravastain and progression and regression of coronary artery disease in symptomatic men with normal to moderately elevated serum cholesterol levels. The regression growth evaluation statin study (REGRESS). Circulation 91: 2528–2540
27a. Keogh AM et al. (1999) Pravastatin confers superior survival after cardiac transplantation when compared to simvastatin. 48th Ann Sci Sess Am J Cardiol, 7–11 March, New Orleans
28. Koskinen P et al. (1992) Coronary heart incidence in NIDDM patients in the Helsinki heart study. Diab Care 15: 820–825
29. Krone W (1998) Statine stabilisieren die Plaque. Ärztl Praxis 50: 12
30. Kübler W, Kreuzer J (1998) Primäre und sekundäre Prävention der koronaren Herzerkrankung: Was können wir uns leisten ? Z Kardiol 88: 85–89
31. Lacoste L et al. (1995) Hyperlipidemia and coronary disease. Correction of the increased thrombogenic potential with cholesterol reduction. Circulation 92: 3172–3177
32. Lennernäs H, Fager G (1997) Pharmacodynamics and pharmacokinetcs of the HMG-CoA reductase inhibitors. Similarities and differences. Clin Pharmacokinet 32: 403–425
33. Leschke M et al. (1998) Medikamentöse Therapie der chronischen Myokardischämie bei koronarer Herzkrankheit. Internist 39: 728–738
34. The LIPID-Study-Group (1995) Design features and baseline characteristics of the LIPID (Long term intervention with pravastatin in ischemic disease) study: a randomized trial in patients with previous acute myocardial infarction and/or unstable angina pectoris. Am J Cardiol 76: 474–479
35. MAAS Investigators (1994) Effect of simvastatin on coronary atheroma: the multicentre anti-atheroma study (MAAS). Lancet 344: 633–638
36. Mellies M, McGovern M (1997) Planned, ongoing and recently completed clinical trials for atherosclerosis prevention and regression: an update. Exp Opin Invest Drugs 6: 31–50
37. Müller-Wieland D, Faust M, Krone W (1998) Cholesterinsynthesehemmer. Klinische Studien zur Senkung des koronaren Risikos und Plaque-Stabilisierung. Internist 39: 934–942
37a. Mulder HJGH et al. (1999) Pravastatin reduces both clinical and angiographic restenosis two years after percutaneous transluminal coronary angioplasty: an analysis of the PTCA stratum of regress trial. 48th Ann Sci Sess Am Coll Cardiol, 7–11 March, New Orleans
38. Olbricht CJ (1999) Lipidstoffwechselstörungen nach Organtransplantation. Ein duales Risiko. Dtsch Ärztebl 96: A-411–412

39. Otto C, Schwandt P (1998) Gibt es Unterschiede zwischen verschiedenen Statinen ? Internist 39: 987–993
40. Paoletti R (1998) Endothelial function and atherosclerosis. 17th Int Bayer Pharma Press Sem, Osaka/Japan
41. Pearson TA (1998) Lipid-lowering therapy in low-risk patients. J Am Med Ass 279: 1659–1660
42. Pedersen TR et al. (1994) Randomised trial of cholesterol lowering in 4444 patients with coronary heart disease: the Scandinavian Simvastatin Survival Study (4 S) Lancet 344: 1383–1390
43. Pharoah PDP, Hollingworth W (1996) Cost effectiveness of lowering cholesterol concentration with statins in patients with and without pre-existing coronary heart disease: life table method applied to health authority population. Br Med J 312: 1443–1448
44. Pitt B et al. (1995) Pravastatin limitation of atherosclerosis in the coronary arteries (PLAC I): Reduction on atherosclerosis progression and clinical events. J Am Coll Cardiol 26: 1133–1139
45. PostCABG Trial (1996) effects of cholesterol lowering and low intensity oral anticoagulation on late saphenous vein graft status. Major Clinical Trials III Symposium. Am C Cardiol Meeting (March)
46. PPP INVESTIGATORS (1995) Design, rationale, and baseline characteristics of the Prospective Pravastatin Pooling (PPP) project – a combined analysis of three large-scale randomized trials: Long-term Intervention with Pravastatin in Ischemic Disease (LIPID), Cholesterol and Recurrent Events (CARE), and West of Scotland Coronary Prevention Study (WOSCOPS). Am J Cardiol 76: 899–905
47. Pyorälä K et al. (1997) Cholesterol lowering with simvastatin improves prognosis of diabetic patients with coronary heart disease. A subgroup analysis of the Scandinavian Simvastatin Survival Study (4 S). Diab Care 20: 614–620
47a. Riegger G et al. (1999) The effect of flurastatin on cardiae events in patients with symptomatic coronary artery disease during one year of treatment. Atherosclerosis 144: 263–270
48. Rosenson RS, Tangney CC (1998) Antiatherothrombotic properties of statins. Implications for cardiovascular event reduction. J Am Med Assoc 279: 1643–1650
49. Rubenfire M, Coletti AT, Mosca L (1998) Treatment strategies for management of serum lipids: Lessons learned from lipid metabolism, recent clinical trials, and experience with the HMG CoA reductase inhibitors. Progr Cardiovasc Dis 41: 95–116
50. Sacks FM et al. (1991) Rationale and design of a secondary prevention trial of lowering normal plasma cholesterol levels after acute myocardial infarction. The Cholesterol and Recurrent Events Trial (CARE). Am J Cardiol 68: 1436–1446
50a. Sacks FM et al. (1994) Effect on coronary atherosclerosis of decrease in plasma cholesterol concentrations in normocholesterolemic patients. Lancet 344: 1182–1186
51. Sacks FM et al. (1996) The effect of pravastatin on coronary events after myocardial infarction in patients with average cholesterol levels. N Engl J Med 335: 1001–1009
51a. Sacks FM, Ridker PM (1999) Lipid lowering and beyond: Results from the CARE study on lipoproteins and inflammation. Herz 24: 51–56
52. Salonen R et al. (1995) Kuopio atherosclerosis prevention study (KAPS). Circulation 92: 1758–1764
53. Scandinavian simvastatin survival study group (1994) Randomized trial of cholesterol lowering in 4444 patients with coronary heart disease. The Scandinavian Simvastatin Survival Study group (4 S). Lancet 344: 1383–1389
54. Schmieder RE, Schobel HP (1995) Is endothelial dysfunction reversible ? Am J Cardiol 76: 117A-121 A
55. Schoebel FC et al. (1997) Refractory angina pectoris in endstage coronary artery disease – Evolving therapeutic concepts. Am Heart J 134: 587–602
56. Serruys PW et al. (1997) A randomized placebo-controlled trial of fluvastatin for the prevention of restenosis after successful coronary balloon angioplasty: results of the Fluvastatin Angioplasty Restenosis (FLARE) trial. Circulation 96: 370
57. Shepherd J et al. (1994) The fibrates in clinical practice: focus on micronised fenofibrate. Atherosclerosis 110 (Suppl): S55-S63
58. Shepherd J et al. (1995) Prevention of coronary heart disease with pravastatine in men with hypercholesterolemia. N Engl J Med 333: 1301–1307
59. Superko HR (1996) Beyond LDL cholesterol reduction. Circulation 94: 2351–2354
60. Thiery J, Seidel D (1999) Verschiedene HMG-CoA-Reduktase-Hemmer. Internist 40: 113–114
61. Tonkin A, Simes RJ (1998) Prevention of cardiovascular events and death with pravastatin in patients with coronary heart disease and a broad range of initial cholesterol levels. The long-term intervention with pravastatin in ischaemic disease (LIPID) study group. N Engl J Med 339: 1349–1357

62. Van Boven AJ et al. (1996) Reduction of transient myocardial ischemia with pravastatin in addition to the conventional treatment in patients with angina pectoris. Circulation 94: 1503–1505
63. Waters D et al. (1994) Effects of monotherapy with an HMG-CoA reductase inhibitor on the progression of coronary atherosclerosis as assessed by serial quantitative arteriography. The Canadian Coronary Atherosclerosis Intervention Trial. Circulation 89: 959–968
64. West of Scotland Coronary Prevention Study Group (1998) Influence of pravastatin and plasma lipids on clinical events in the West of Scotland Coronary Prevention Study (WOSCOPS). Circulation 97: 1440–1445
65. Wilde MI, Spencer CM (1998) Management of dyslipidaemias. The potential role of atorvastatin. Dis Manage Health Outcomes 3: 293–311
66. Windler E, Greten H (1996) Lipidtherapie. Ziel und Nutzen in der Prävention der koronaren Herzkrankheit. Internist 37: 1244–1248
67. Windler E, Klose G, Greten H (1997) Lipide und KHK: Standard präventiver Strategien. Münch Med Wschr 139: 3–8
68. Yusuf S, Anand S (1996) Cost of prevention. The case of lipid lowering. Circulation 93: 1774–1776
69. Yusuf S et al. (1998) Evidence-based cardiology. B.M.J. Books
70. Zavoral JH et al. (1995) Efficacy of fluvastatin, a totally synthetic 3-Hydroxy-3-Methylglutaryl coenzyme A reductase inhibitor. Am J Cardiol 76: 37A-40 A

Sachverzeichnis

Abciximab 20–22, 34, 50
ACADEMIC-Studie 62
Acetylsalicylsäure (ASS) 18, 22, 38
Adhäsionsmolekül 18
ADP 17–22
Aktivierte partielle Thromboplastinzeit (aPTT) 10
Akuter Myokardinfarkt
- Einschlußkriterien 30
- GP IIb/IIIa Rezeptorantagonisten 30
- GUSTO I-Studie 27, 30, 31
- Kontraindikationen 31, 32
- Patency 31
- PTCA 30
- Thrombolyse 30
Alteplase 39, 51
Angina pectoris 48, 62
- instabile 38
Angioplastie 20, 77, 78
Anti-XA-vs. Anti-IIa-Wirkung 40
Antithrombin III 40
aPTT (aktivierte partielle Thromboplastinzeit) 10
Argatroban 45
Aristoteles 3
Arteriosklerose 55, 61
ASS (Acetylsalicylsäure) 18, 22
Atherektomiematerial 57
Atherom 55, 60
AVERT 78
Azithromycin 59, 63

Blutungsrisiko 22
Bypass 55
Bypassgefäße, koronare 77

C-reaktives Protein (CRP) 62
Chlamydia pneumoniae 55, 56, 63, 64
Clopidogrel 18, 19, 22
CRP (C-reaktives Protein) 60, 62
CSE-Hemmer 62, 69, 70
CURVES-Studie 70, 72

Danaparoid 12
Direktangioplastie 50
Doxycyclin 60, 63

Ecarin clotting time 13
EDRF 75

Efegatran 45
Eklektiker 3, 4
Elektronenmikroskopie 56
Empedokles 3
Endothelzelle 75
Entzündungsmarker 75
Eptifibatide 49

Fibrate 69, 70
Fibrinogenrezeptor 18–20
Fibrinolyse
- akuter Myokardinfarkt 28
- Diabetes mellitus 32
- instabile Angina pectoris 28
- Lebensalter 32
Fibrinolytika 39, 83
Fibronektin 18

Galen, Claudius 1, 3, 4
- Tempereamente 5
Gefäßokklusion 55
GP-IIb/IIIa-Antagonisten 50
GP-IIb/IIIa-Rezeptorantagonisten
- akuter Myokardinfarkt 30, 34
- akutes koronares Syndrom 28
-Granula 20, 21
GUSTO-I-Studie 31

Hep-Test 11
Heparin 37, 83
Herzfunktion
- Theorie im Altertum 1
Herzinfarkt 59, 61
Hippokrates
- Säftelehre 3
Hirudin 13, 17, 43
Hirulog 45
HMGCoA-Reduktasehemmer 70

Immunkomplexe 56
Immunzytochemie 56
‚Innocent bystander‘ 60
Inogatran 45
Integrelin 20
Interferenz 78
Intervention, koronare 50

Koch-Henle-Kriterien 61, 63
Kollagen 17, 22

Konformationsänderung 21
Koronare Herzkrankheit 55, 56
Koronare Intervention 50
Koronarsyndrom, akutes 37, 48
Kosten-Nutzen-Analyse 82

Lamifiban 20, 49
Langzeit-EKG 72
Lefradafiban 20

Makrolide 61
Makrophagen 61
Multiple Sklerose 64
Myokardinfarkt 48
Myopathie 81

Nachweis, kultureller 56
Naturphilosophie 2
Neutropenie 19
Nicht-Q-Wellen-Infarkt 48
Niedermolekulare Heparine (NMH) 11, 40
Nikotinsäure 69, 70
NMH (Niedermolekulare Heparine) 11, 40

PAF (Plättchenaktivierender Faktor) 17
PCR (Polymerasekettenreaktion) 56
Pentasaccharidsequenz 40
PFA-100 22
Plaque 48, 74, 75, 83
- Ruptur 27
Plasminogenaktivatoren
- Alteplase 31
- APSAC 32
- Lanoteplase 33
- Reteplase 32
- TNK-PA 33
- Urokinase 32
Plättchenaktivierender Faktor (PAF) 17
Plättchenfaktor 4 43
Plättchenthrombus 17
Plavix (Clopidogrel) 19
Polymerasekettenreaktion (PCR) 56
Positronenemissionstomographie 72
Probucol 69, 70
PTCA (Angioplastie) 20, 77, 78

Reboundphänomen 39
Reokklusion 62
ReoPro (Abciximab) 20
Resine 69, 70
Reteplase 50
-Rezeptorenblocker 83
RGD-Mimetika 20, 21
Rifampicin 63
Risikofaktoren 62
Roxithromycin 59, 63

Säftelehre
- des Hippokrates 3
Schaumzellen 61
Serotonin 17
Sirafiban 20
Sofortantikoagulanzien
- Charakteristika 15
- Indikationen 9
SREBP (Sterol Regulatory Element Binding Protein) 70
Statine 62, 69, 70
Stentimplantation 20
Steptokinase 39
Synergismus 22

Therapiedauer 64
Therapiekontrolle 22
Thienopyridine 18
Thrombin 17, 21, 22
Thrombinantagonisten, synthetische 45
Thrombinhemmung 37
Thrombolysetherapie 45
Thrombolytika 50
Thrombose 49
Thromboxan A2 17, 18, 22
Thrombozyten 49
Thrombozytenaggregationshemmer 83
Thrombozytopenie 19, 21
- heparininduzierte 43
Thrombozytopenie Typ II, heparininduzierte 11, 12, 13
Ticlopidin 18, 19, 22
Tiklyd (Ticlopidin) 19
TIMI-IIIB-Studie 28
Tirofiban 20, 22, 48
Transplantatvaskulopathie 77
TRAP (Thrombinrezeptor aktivierendes Peptid) 21
Troponin 30
Troponin-T 49

UFH (unfraktionierte Heparine) 9, 37
Unfraktionierte Heparine (UFH) 9, 37

v.-Willebrand-Faktor 17, 18
Vasomotion 76
Venentransplantate 59
Vitronektinrezeptor 21

Wizard-Studie 60

Xemilofiban 20

Yet another poliomyelitis story‘ 61